U0899209

图书在版编目（CIP）数据

轻松指压，远离糖尿病：大字版 / 郭长青，郝华，刘鹏妹编著. —北京：中国盲文出版社，2018.9

ISBN 978-7-5002-8336-2

Ⅰ.①轻… Ⅱ.①郭… ②郝… ③刘… Ⅲ.①糖尿病—穴位按压疗法 Ⅳ.①R245.9

中国版本图书馆 CIP 数据核字（2018）第 038702 号

轻松指压，远离糖尿病

编　　著：郭长青　郝　华　刘鹏妹
责任编辑：李国珍　亢　淼
出版发行：中国盲文出版社
社　　址：北京市西城区太平街甲 6 号
邮政编码：100050
印　　刷：北京新华印刷有限公司
经　　销：新华书店
开　　本：880×1230　1/32
字　　数：87 千字
印　　张：7.25
版　　次：2018 年 9 月第 1 版　2018 年 9 月第 1 次印刷
书　　号：ISBN 978-7-5002-8336-2/R·1116
定　　价：25.00 元
销售服务热线：（010）83190297　83190289　83190292

目录 CONTENTS

基础知识

一、何为糖尿病

正常人的空腹血糖浓度一般为3.9～6.1mmol/L（70～110mg/dl），餐后2小时血糖浓度略高，为3.9～7.8mmol/L（70～140mg/dl）。这里的餐后2小时血糖浓度，常常是以吃两个馒头为标准，因为吃的食物多少也会影响血糖的高低。对正常人来说，血糖处于动态平衡之中，可以维持相对的稳定，既不会过高，也不会过低。即使偶尔一次血糖检测不在正常范围之内，如果身体没有不舒服的感觉，没有感到特别渴、特别能吃、小便量增多、体重减轻，没有疲劳、恶心、呕吐、视力下降、皮肤发痒等一系列症状，也不能确诊为糖尿病。

但在糖尿病的诊断过程中发现，有些人

因为糖尿病的症状较轻或不明显而延误了诊断。可见，了解糖尿病的临床表现，对于及时确诊糖尿病意义重大。

糖尿病的临床表现具有典型和非典型两种。糖尿病的典型表现为喝水多、小便增多、吃得多、明显消瘦（体重下降），常常称之为“三多一少”，是很有特点的症状。如出现这些典型表现可去医院检查并确诊。糖尿病的非典型症状可表现为经常感到疲乏、劳累，视力下降，皮肤发痒，手、足经常感到麻木或者刺痛，伤口愈合非常缓慢，或反复发生感染，比如泌尿系统感染、疖肿及霉菌感染，男性发生阳痿，女性出现阴道异常干涩，容易饥饿，恶心、呕吐等。糖尿病的非典型症状往往在其他疾病中也会出现，因此很容易被忽视而意识不到自己是得了糖尿病，导致患者不能及时确诊。

如果患者有“三多一少”的症状，血糖

升高达到空腹血糖≥7.0mmol/L或者餐后2小时血糖≥11.1mmol/L中的任意一项时，就可诊断为糖尿病。若症状不典型，需要两次血糖检验的结果均为空腹血糖≥7.0mmol/L或者餐后2小时血糖≥11.1mmol/L中的任意一项，才能确诊为糖尿病。

二、糖尿病的症状

糖尿病症状非常复杂，容易漏诊、误诊，因此要明确了解自己是否患有糖尿病，就必须了解糖尿病有哪些症状。

（一）典型症状

1. 多饮、多尿

约有2/3的糖尿病患者有喝水多、小便多的症状。多尿与多饮之间属于因果关系，多尿是原因，多饮是结果，也就是说糖尿病患者不是“喝得太多，不得不尿”，而是“尿得太多，不得不喝”。因为糖尿病患者体内胰岛素分泌绝对或相对不足，葡萄糖不能被机体吸收代谢而导致血糖升高，当血糖升高超过肾糖阈（尿中开始出现葡萄糖时最低的血糖浓度，即 8.9～10mmol/L）时，大量的葡萄糖由尿排出，这样就产生渗透性利尿效应，出现尿量增多的症状。通常糖尿病患者尿量≥2～3L/日，最高可达 10L/日。

由于多尿，人体内损失了大量的水分，就会感到口渴难忍，口干舌燥，舌头发黏、发干，有时还发麻。患者需要多喝水来缓解这种不舒服的感觉，因此糖尿病患者每天饮水量可≥3L。

2. 多食、易饥饿

大约有一半的糖尿病患者饭量都很大。由于糖尿病患者体内大量葡萄糖丢失，使机体能量缺乏，处于半饥饿状态；另外因高血糖刺激胰岛素分泌，也易使患者产生饥饿感，所以引起食欲亢进，食量增加。

糖尿病患者多食的主要表现为饭量增大，或者吃得肚子发胀但仍觉得饿，或者没到吃饭时间就感觉饿得难受。通常成年人随着年龄的增加，饭量逐渐减少。如果突然或逐渐出现饭量增加，就应警惕是否患有糖尿病了。

很多糖尿病患者在吃饭前总是感到非常饿，如果不立即吃点东西的话，就会浑身冒冷汗，心慌难受，有时在下班的路上就会饿得心慌，必须在途中买点吃的。这是由于胰岛素分泌滞后，与血糖的升高与降低不能同步。在糖尿病早期，或者在高危人群中，餐后血糖升高，胰岛素分泌不能及时增加，致使血糖过高；而在下次餐前血糖降低时，胰岛素分泌又不能及时减少，这样就容易造成低血糖。

3. 消瘦、乏力

几乎所有糖尿病患者的体重比患病前都有所下降，患病初期都感到疲乏无力，特别是爬楼梯时感觉腿软。这主要是因为患者无法充分利用血液中的葡萄糖，且大量糖分随尿排出体外，机体得不到足够的营养，能量供给不足，则动用体内脂肪，所以会出现乏力和消瘦的症状。

（二）非典型症状

并非所有的糖尿病患者都具有典型症状，也有一部分糖尿病患者是由于其他疾病去医院检查时，才发现自己患有糖尿病。造成这种情况的主要原因是：一般血糖高于15.0mmol/L并持续一段时间，才会出现明显的多尿、多饮、多食等典型症状，但糖尿病的血糖诊断标准要远低于15.0mmol/L。有些对血糖升高反应不敏感的人，特别是老年人，虽然血糖已经很高了，但是自己还没有不舒服的感觉。还有些人肾糖阈升高，虽已经患有糖尿病，却因尿中的葡萄糖不多，而没有什么感觉。

1. 视力下降

糖尿病患者出现视力下降的可能性很大，很多人是因为看不清东西才去眼科就诊，再因眼底出血由眼科转到内分泌科。

糖尿病患者视力下降的原因有：

（1）血糖波动会影响晶状体的调节能力，从而影响视力，患者感觉看东西时间长了眼睛容易疲劳，眼镜度数也变得不合适。血糖稳定的时候这种症状又可消失。

（2）糖尿病患者可能会发生糖尿病性白内障，导致视力模糊。

（3）糖尿病患者还可能出现视网膜病变，包括眼底出血和视网膜脱落，甚至失明。

血糖波动容易导致以上眼部病变，必须注意的是，不是所有的糖尿病患者都有上述明显的症状。

2. 皮肤感染

糖尿病患者没有明确诊断、积极治疗、有效控制病情时，很易出现皮肤感染，如出现痤疮，还容易化脓，平时皮肤受伤后也不容易愈合，愈合后的皮肤颜色常变深。严重时许多脓包、脓疮融合成一片，形成皮肤感染、破溃、流脓，需要切开排脓治疗。糖尿病患者发生皮肤感染与以下因素有关：

（1）机体代谢紊乱，全身状况差，抵抗力较弱。

（2）血糖升高，为细菌生长提供了良好的环境。

（3）皮肤有血管、神经病变，供血差，感觉迟钝，自我保护能力减退，皮肤复原能力弱。

（三）糖尿病的危险信号

糖尿病症状复杂，且有时症状不典型，

容易使患者忽视病情，延误诊断和治疗。当出现下列症状时，均需引起注意，及早就医进行检查。

（1）极度口渴、食欲旺盛。

（2）尿量增加，甚至频繁至每小时小便1次。

（3）无原因的体重减轻。

（4）疲劳。

（5）恶心，可能伴有呕吐。

（6）视物模糊。

（7）真菌感染。

（8）女性反复阴道感染或闭经。

（9）男性阳痿。

三、现代医学对糖尿病的分类

现代医学把糖尿病分为Ⅰ型糖尿病、Ⅱ型糖尿病、妊娠期糖尿病及其他类型糖尿病。

1. Ⅰ型糖尿病

Ⅰ型糖尿病可发生于任何年龄，以儿童

及青少年为多，又称青年发病型糖尿病，占糖尿病患者的10%以下。Ⅰ型糖尿病往往起病较急，常有“吃得多、喝得多、小便多、身体消瘦”的典型症状，我们又称作“三多一少”。Ⅰ型糖尿病是由于胰岛素分泌减少引起的胰岛素绝对缺乏，这种情况下，血糖水平会持续升高，引发糖尿病。因而Ⅰ型糖尿病患者从发病开始需终身使用胰岛素治疗。

2. Ⅱ型糖尿病

Ⅱ型糖尿病多在40岁以后发病，又称成人发病型糖尿病，占糖尿病患者的90%以上。Ⅱ型糖尿病起病缓慢，表现复杂，多数无“三多一少”的典型表现。Ⅱ型糖尿病不是由于体内胰岛素缺乏引起的，而是由胰岛素的抵抗所导致的。胰岛素抵抗是指胰岛素作用的靶器官对胰岛素敏感性下降，也就是说想要达到正常体内葡萄糖代谢吸收的状态就需要更多的胰岛素。因而有的Ⅱ型糖尿病患者体内胰岛素不是过少反而是过多，但胰岛素的作用效果却大打折扣，因此该类患者体内的胰岛素缺乏是一种相对缺乏。Ⅱ型糖尿病患者多采用饮食治疗或服用降糖药物治疗等方法，这类药物主要作用在于刺激胰岛素的产生，或增加体内器官对胰岛素的敏感性而降低血糖。Ⅱ型糖尿病患者在病情需要时也可使用胰岛素进行治疗。

3．妊娠期糖尿病

妊娠期糖尿病包括妊娠糖尿病和糖尿病妊娠。妊娠糖尿病是指妇女在怀孕期间出现短暂的糖尿病状态，分娩之后糖尿病自动消失。体型肥胖和年龄大的产妇易患妊娠糖尿病。有三分之一的妊娠糖尿病妇女以后会发展为Ⅱ型糖尿病。糖尿病妊娠是指妊娠前就患有糖尿病，分娩后糖尿病持续存在。无论是妊娠糖尿病还是糖尿病妊娠，均对孩子和母亲具有较大影响，都需要积极治疗、细心照顾，避免出生前后孩子和母亲发生疾病。妊娠期糖尿病患者多采用饮食、运动治疗；饮食、运动治疗效果不理想的比较严重的患者则必须采用胰岛素治疗。妊娠期糖尿病者禁止使用口服降糖药。

4. 其他类型糖尿病

其他类型糖尿病即病因较明确或继发性的糖尿病，比较少见。主要有以下几类：胰岛B细胞功能基因异常，胰岛素受体基因异常，内分泌疾病，胰腺疾病，药物或化学制剂所致糖尿病，感染所致糖尿病，非常见型免疫介导性糖尿病，其他遗传病伴随糖尿病等。

四、现代医学对糖尿病病因的认识

迄今为止，糖尿病的病因及发病机理尚未完全阐明，仅找到了一些与糖尿病相关的发病因素。

1. Ⅰ型糖尿病的病因

Ⅰ型糖尿病可能是遗传与环境相互作用所引起的特异性自身免疫反应，选择性地破坏胰岛B细胞，导致胰岛素绝对缺乏。

（1）自身免疫系统缺陷：Ⅰ型糖尿病患者血液中可检测出多种自身免疫性抗体，它们可以损伤人体胰腺，使之不能正常分泌胰岛素。

（2）遗传：研究提示Ⅰ型糖尿病有家族性发病的特点，如果祖辈、父辈患有糖尿病，那么其子女患病几率较无此家族史的子女高。遗传缺陷是其发病基础。

（3）环境：病毒感染或化学物质的摄入，都可能损伤胰岛组织而引起该病。

2. Ⅱ型糖尿病的病因

（1）遗传：Ⅱ型糖尿病家族发病的特点比Ⅰ型糖尿病更为明显。双胞胎中如果其中一人患Ⅰ型糖尿病，另一人患病的几率为

40%；但对于Ⅱ型糖尿病，另一人患病的几率为70%。

（2）肥胖：脂肪集中在腹部的人比脂肪集中在臀部与大腿上的人患病几率更大。

（3）年龄：高龄超重的人容易出现糖尿病。

（4）生活方式：高热量饮食、运动量偏少者更易患糖尿病。

3. 妊娠糖尿病的病因

（1）激素异常：妊娠期母体为了保证胎儿的正常生长发育，体内的激素水平会发生巨大变化，这种变化可以影响母亲体内胰岛素的作用，有的孕妇会出现胰岛素分泌相对缺陷和胰岛素抵抗，容易引发糖尿病。

（2）遗传基础：发生妊娠糖尿病的患者将来出现Ⅱ型糖尿病的危险很大，这可能是因为引起妊娠糖尿病的遗传基因与引起Ⅱ型糖尿病的基因有密切联系。

（3）肥胖：孕期过度肥胖可能是妊娠糖尿病的重要危险因素。

五、糖尿病高危人群

糖尿病高危人群，就是指目前血糖正常，但患糖尿病的几率较高的一组人群。糖尿病高危人群包括：

（1）糖尿病患者家族成员：若家族成员有Ⅰ型糖尿病或Ⅱ型糖尿病患者，其家人患糖尿病几率是其他人的3～5倍。父母患有糖尿病，则子女也容易患糖尿病；双胞胎中一人患有糖尿病，另一人也容易患糖尿病；父母虽无糖尿病，但祖父、祖母、外祖父、外祖母、伯、叔、姑、姨、舅有糖尿病，则其患糖尿病的几率也会增加。

（2）患有自身免疫性疾病且年龄小于30岁者。

（3）年龄≥55岁者。

（4）明显超重或肥胖者。约 60%～80%的成年糖尿病患者体型较肥胖。

（5）曾经分娩过体重>4 千克婴儿的妇女。

（6）曾被诊断为妊娠糖尿病的妇女。

（7）曾经有过高血糖或高尿糖者。

（8）长期精神紧张、焦虑或烦躁者。

（9）过度劳累、容易疲劳者。

（10）长期吸烟、饮酒者。

（11）高血压、高脂血症患者。

六、中医学对糖尿病的认识

糖尿病属中医“消渴病”范畴。我国对糖尿病的认识最早，在《黄帝内经·素问》中称之为消，有“消渴”、“肺消”、“鬲消”、“消中”等病名，并对糖尿病的病因、病机、治法以及饮食宜忌等均有详细论述。

中医以“下虚上燥”概括了糖尿病的病机特点和临床特征。“下虚”指下焦肾虚，包括阳虚或阴虚，甚至阴阳两虚，亦包含肝肾不足。肾虚不化，既不能蒸腾津液滋润中上焦脏器，又不能化气以摄水津，表现为喝水多、吃饭多、小便多、小便混浊、夜尿增多、尿有甜味；阳虚阴盛，痰浊内生，可见身体肥胖、倦怠乏力、阳痿等。“上燥”是指上中焦之阴津不足，以燥热为主的病变，主要是肺胃之阴虚燥热，表现为喝水多、吃饭多、身体消瘦等。

糖尿病病程较长，易发生两种变化：一是病程日久，阴损及阳，则致阴阳俱虚。其中以肾阳虚及脾阳虚较多见。二是病久入络，血脉瘀滞。糖尿病病及多个脏腑，影响气血的正常运行，津液耗伤，亦使血液运行不畅而致血脉瘀滞。糖尿病多种并发症的发生也与血瘀密切相关。

中医认为糖尿病病变主要涉及肺、胃、肾三脏（中医所说的脏与现代医学中的脏器及功能不同），肾尤为关键。三脏之中，虽有所偏重，但又互相影响。肺燥伤津，津液失于敷布，不能濡养脾胃、滋助肾精；胃腑燥热偏盛，上灼肺伤津，下伤肾耗阴；肾脏受损则津液不能上承，终至肺燥、胃热、肾虚。

肺主气，为水之上源，敷布津液。燥热伤肺，津液不能敷布而下行，随小便排出，故小便多；肺不布津则口渴，喝水多。

胃为水谷之海，主腐熟水谷；脾主运化，为后天之本，行胃之津液。燥热伤及脾胃，胃火炽盛，脾阴不足，则口渴，喝水多，且容易饥饿，吃得多；脾气虚不能转输水谷精微，则水谷精微下流注入小便，故小便有甜味；水谷精微不能濡养肌肉，故身体日渐消瘦。

肾主藏精，为先天之本，寓元阴元阳。肾阴虚则虚火内生，上灼心肺见心烦口渴，喝水多；中灼脾胃则胃热消化快；肾失濡养，开阖固摄失司，则水谷精微直趋下泄，随小便而排出体外，故尿多味甜。

七、中医学对糖尿病病因的认识

中医学认为糖尿病主要有以下几方面病因：

1. 体质偏虚

先天体质差、后天调理不当、营养状况差，则脏腑之间病损相互影响，终致正气不足而发病。

2. 饮食不当、形体肥胖

长期食用肥腻、含糖量高、味道浓厚的食物，使脾胃消化功能受损，食物积滞，胃中燥热，容易饥饿、吃得多。身体肥胖的人痰湿重，痰湿淤积在体内久而化热，耗损津液，致使津液不足，导致体内燥热之势加重，从而使得津液的损耗更为严重，形成恶性循环而发病。

3. 心情抑郁

长期心情抑郁，郁滞日久生热，化燥伤津；抑郁日久或生气均会导致肝气不舒，气机阻滞，生热化燥，伤及肺胃阴津，导致肺胃燥热，故而口渴、喝水多，多食易饥。燥热日久，必然导致气虚，阳气被遏而出现阴阳两虚病证。

4. 感受毒邪

感受毒邪（相当于现代医学所说的细菌、病毒感染），燥火风热毒邪侵犯脏腑，化燥伤津，亦可发病。

指压治疗

八、对各种糖尿病都适用的指压疗法

此处介绍的指压按摩方法对任何类型的糖尿病均有疗效，尤其对于Ⅱ型糖尿病，其疗效优于Ⅰ型糖尿病。指压时患者穿宽松衣服，全身放松，保持心情平静，以自然舒适为宜。

（一）胸腹部的指压治疗

胸腹部指压治疗的操作方法如下：

（1）仰卧、屈膝、深呼吸。

（2）两手掌重叠，放于腹部，左右往返摩动约 5 分钟。操作时力度不可过重，以轻柔舒适为度，使腹部有温热感。

（3）两手掌重叠，由上至下推动腹部约 4 分钟。

（4）两手掌分别擦两胁肋部，有温热感即可。

（5）拇指分别按揉膻中、中脘、建里、水分、气海、关元、中极、气户、库房、梁门、天枢、腹结、云门、中府、期门、章门，每穴约半分钟。

（6）掌振神阙穴（肚脐）约1分钟。

【膻中】

如果遇到进食即吐、胸闷、胸郁、形体羸瘦、气虚体弱等情况，只要按压膻中穴，就有很好的调理和保健功效。

取法：膻中属任脉的穴道，在人体的胸部，前正中线上，两乳头连线的中点，平第4肋间（图2-1）。

命名：膻，羊臊气或羊腹内的膏脂，这里指穴内气血为吸热后的热燥之气；中，与外相对，指穴内；“膻中”指任脉之气在此吸热胀散。本穴物质为中庭穴传来的天部水湿

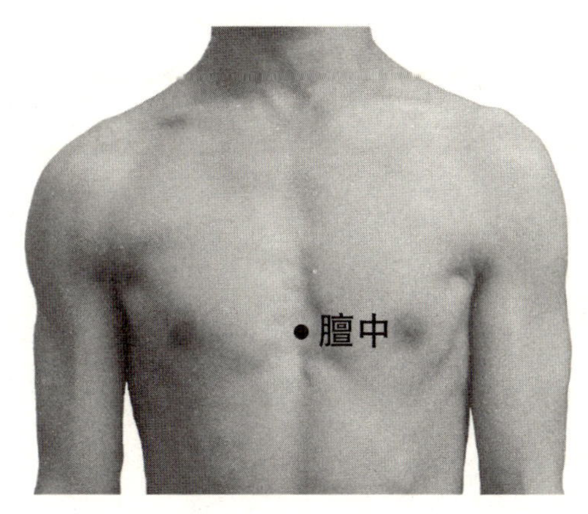

图 2－1　膻中

之气，至本穴后吸热胀散，变为热燥之气，如羊肉带辛臊气味一样，所以名“膻中”。此穴位也称“元儿穴”、“胸堂穴”、“上气海穴”、“元见穴”。“元儿穴”：元，首也，气也；儿，气之子也，水也；“元儿”名意指穴内的天部之气中含有一定水湿，非为干燥之气。此穴位于胸部故名“胸堂穴”。“上气海穴”：与任脉下部气海穴相对而言，指任脉的生气之海。“元见穴”：元，首也，气也；见，明显也；“元见”指穴内的吸热胀散之气显而易见。

【中脘】

如果遇到胃痛、腹胀、消化不良、呕吐、呃逆、肠鸣泄泻等情况，只要按压该穴，就有很好的调理和保健功效。

取法：在人体上腹部，前正中线上，肚脐上4寸（图2－2）。

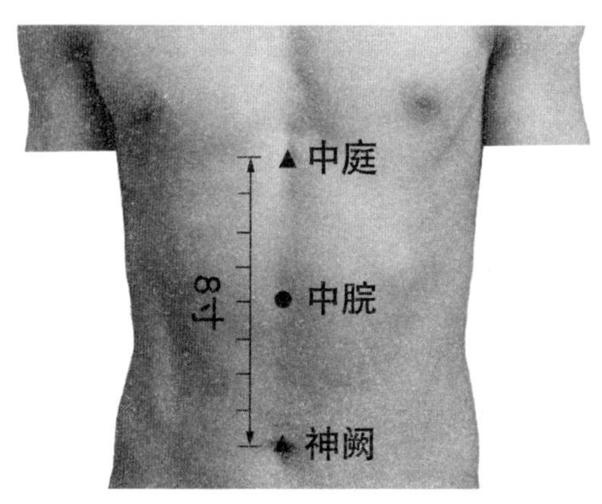

图2－2　中脘

命名：中，中部的意思；脘，空腔的意思；“中脘”的意思是指胸腹中部的地部经水在此聚集。此穴位也称“中管穴”、“上纪穴”、“太仓穴”、“胃脘穴”。“中管穴”：中，中间也；管，管道也；本穴为任脉气血由气向液的转化之地，转化后的液态物则循任脉向下而流，任脉如同经水下行的管道一般。“上纪穴”指本穴对胸腹体表的气血有抓总提纲的作用。本穴物质为地部经水，它不仅来自任脉中部经脉的冷降之水，还有手太阳、手少阳、足阳明三经的冷降水液，所以是手太阳、手少阳、足阳明、任脉之交会穴。

【建里】

如果遇到胃痛、腹痛、呕吐、消化功能障碍、水肿等情况，只要按压该穴，就有很好的调理和保健功效。

取法：在人体上腹部，前正中线上，肚脐上3寸。

命名：建，建设、调理；里，与表相对，指肚腹内部；“建里”指任脉的地部经水由此注入肚腹内部。中脘穴传来的地部经水至本穴后，经水循本穴的地部孔隙注入体内，注入体内的经水有降低体内温压的作用，此穴有调理脾胃的作用，故名。

【水分】

如果遇到腹痛、腹胀、肠鸣、呕吐、水肿等情况，只要按压该穴，就有很好的调理和保健功效。

取法：在人体上腹部，前正中线上，在肚脐下1寸。

命名：水，地部水液也；分，分开也；“水分”指任脉的冷降水液在此分流。神阙穴传来的冷降经水及下脘穴传来的地部经水至本穴后，经水循地部分流而散，故而得名。此穴位又名“分水穴”、“中守穴”。“中守穴”：中，与外相对，指中间；守，把守也；“中守”指地部经水循任脉下行，由于地球重力场的作用，经水循任脉直流而下，本穴如同在经脉中间有关卡把守一般，故名“中守”。

【气海】

气海是保健要穴，可以培补元气，益肾

固精，补益回阳，延年益寿，对于腹痛、泄泻、便秘、遗尿、疝气、遗精、阳痿、月经不调、经闭、崩漏、虚脱、形体羸瘦都有很好的调理作用。

取法：在人体下腹部，前正中线上，在肚脐下1.5寸（图2-3）。

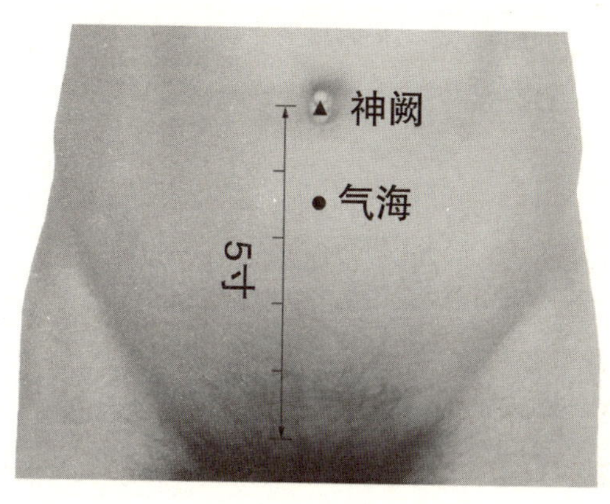

图2-3 气海

命名：气，气态物也；海，大也；“气海”指任脉水气在此吸热后气化胀散。石门穴传来的弱小水气至本穴后，水气吸热胀散而化为充盛的天部之气，本穴如同气之海洋，故名“气海”。此穴位又名“气泽穴”、“脖胦穴”、“下气海穴”、“丹田穴”、“下肓穴”、“下言穴”、“膊胦穴”、“季胦穴”。“气泽穴”：气泽名意与气海同，指穴内的天部之气为混浊之状。“脖胦穴”：脖，脖子也；胦，中央也；“脖胦”指任脉气血在此循腹正中线而行。“丹田穴”为道家术语，道家视脐下腹部为丹田。“下肓穴”：下，下部也；肓，心下肓膜也，指穴内物质为脂类物质；“下肓”指任脉气血中的膏脂之物在此随水气的胀散而输向人体各部。“下言穴”：下，下部也；言，肺之声也；“下言”指穴内气血为肺金之性的凉性水气。“膊胦穴”：膊，上臂也，肉之聚也，此指脾土；胦，中央也；“膊胦”指本穴的天部水气中亦含有一定的脾土尘埃。“季胦穴”：季，季肋也；胦，中央也；“季胦”指任脉的强劲之气由此亦会输向气血较少的季肋部位。

【关元】

关元穴为常用保健穴。《扁鹊心书》中记述："每夏秋之交，即灼关元千壮，久久不畏寒暑。人至三十，可三年一灸脐下三百壮；五十，可二年一灸脐下三百壮；六十，可一年一灸脐下三百壮，令人长生不老。"可见，该穴对人体具有重要意义。经常按摩该穴，可改善气虚、体弱，能治疗男性性功能障碍，如阳痿、早泄、遗精等，对女性月经不调、痛经、带下等症状也有很好的调理与保健作用。按摩该穴，对全身衰弱、尿路感染、肾炎、疝气、脱肛、中风、尿道炎、盆腔炎、肠炎、肠粘连、神经衰弱、小儿消化不良等疾患都有很好的疗效。

取法：在人体下腹部，前正中线上，在肚脐下3寸（图2－4）。

命名：关，关卡的意思；元，元首的意思；"关元"指的是任脉气血中的滞重水湿在

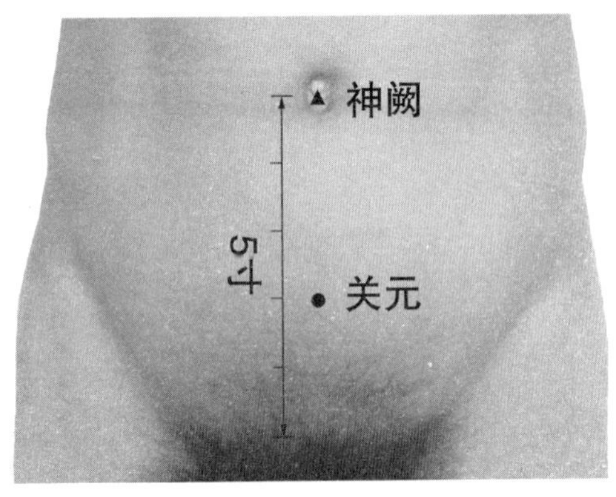

图 2－4　关元

此处不得上行。因为本穴物质为中极穴吸热上行的天部水湿之气，到达本穴后，大部分水湿被冷降于地，只有小部分水湿之气吸热上行，此穴位就如同天部水湿的关卡一样，所以名“关元”。此穴位又名“三结交穴”、“下纪穴”、“次门穴”、“丹田穴”、“大中极穴”。

【中极】

中极穴是治疗各种妇科疾病的主要穴位，如月经不调、痛经、赤白带下、子宫脱垂等，都可以通过长期坚持按压这个穴位得到很好的治疗。此外，这个穴位对于泌尿生殖系统疾病如尿频、尿急、阳痿等也有很好的调理与保健作用。

取法：在人体下腹部，前正中线上，在肚脐下 4 寸（图 2－5）。

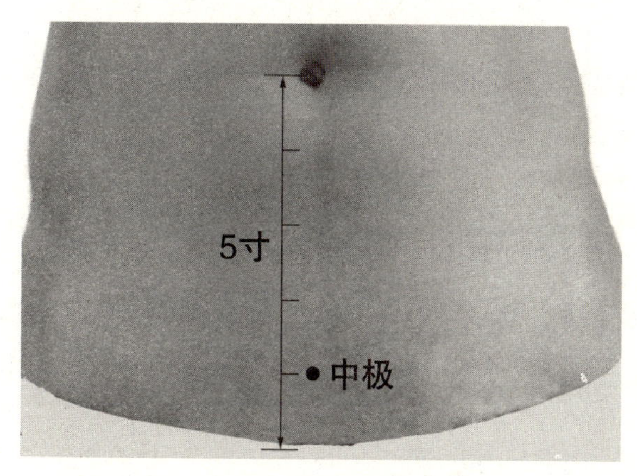

图 2－5　中极

命名：中，与外相对，这里指穴内；极，屋的顶部横梁；“中极”指任脉气血在此达到了天部中的最高点。曲骨穴传来的阴湿水气上升至中极时，达到其所能上升的最高点，所以名“中极”，也称“气原穴”、“玉泉穴”、“膀胱募穴”、“气鱼穴”。

【气户】

取法：在人体胸部，锁骨中点的下缘，距前正中线4寸。

命名：气，指本穴调节的气血物质为天部之气；户，古指单扇门，引申为出入的通道；“气户”指本穴为胃经气血与外界交换的门户。本穴物质为缺盆穴地部传来的经水，因本穴位置较胃经上部诸穴更近心室火炎之区，流至的地部经水会更多更快地气化并由胃经传至身体其余各部，是胃经与外界气血交换的门户，故名。

【库房】

取法：在人体胸部，第1肋间隙中，距前正中线4寸。

命名：库房，储物之仓也，地面建筑之物也，指胃经气血中的五谷精微物质在此屯库。本穴物质为气户穴传来的地部经水，因胃经经水有缺盆穴的溃散、气户穴的水液气化，流至本穴的地部经水较为干枯，经水中所含的脾土微粒则因无水的承载运化而沉积于胃经所过之处，如在库房存积一般，故名。

【梁门】

取法：在人体上腹部，在肚脐上 4 寸，距前正中线 2 寸。

命名：梁，屋顶之横木也；门，出入之通道也；“梁门”指胃经的气血物质被本穴约束。本穴物质为承满穴传来的地部经水，本穴为腹部肉之隆起（脾土堆积）处，有约束经水向下流行的作用，经水的下行是满溢之状，如跨梁而过，故名。

【天枢】

《千金方》中记载：“小便不利……灸天枢百壮。天枢，主疟振寒，热盛狂言。天枢，主冬月重感于寒则泄，当脐痛，肠胃间游气切痛。”《针灸大成》中记载：“妇人女子癥瘕，血结成块，漏下赤白，月事不时。”上述所说的都是此穴位的作用。按摩天枢穴，就能够有效刺激并调整肠胃的蠕动，起到良好的改善作用。

取法：在人体腹中部，横平脐中，前正中线旁开 2 寸处（图 2－6）。

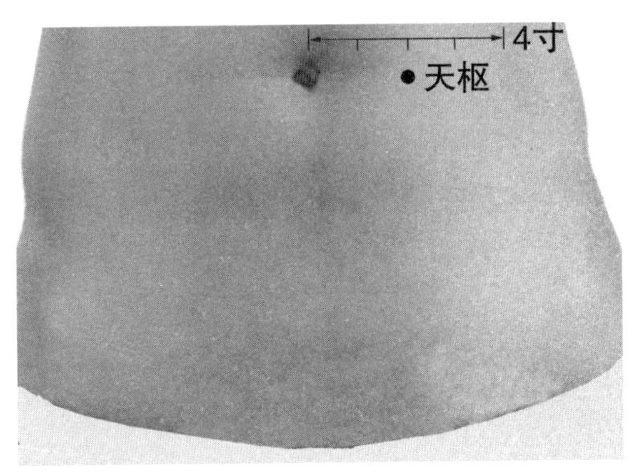

图 2－6　天枢

命名：天枢是天星名，即天枢星。在这里，用天枢来比喻天地之气相交的中点，本穴正居人身体之中点，应天枢星象，所以名为“天枢”。此外，脾胃是后天之本，在五行中属土。此处穴位是足胃经经脉的脉气发出的部位，位于胃经的枢纽位置，所以名“天枢”，也称“长溪穴”、“谷门穴”、“长谷穴”、“循际穴”、“谷明穴”、“补元穴”、“循元穴”。元气是先天之气，即肾气，它与生俱来，不可改变，并随着人的生长发育不断消耗。后天之气盛，元气消耗慢；后天之气衰，元气消耗快。补充后天之气就是间接补充了人体元气。此处穴位输出的强盛之气具有补充强化人体后天之气的作用。

【腹结】

取法：在人体下腹部，在肚脐下 1.3 寸，前正中线旁开 4 寸处。

命名：腹，腹部也，脾也；结，集结也；“腹结”指脾经的气血在此集结。本穴物质为府舍穴传来的地部泥水混合物，因本穴位处肉之陷，泥水混合物流至本穴为聚集之状，故名“腹结”。此穴位又名“腹屈穴”、“肠结穴”、“肠窟穴”、“临窟穴”。“腹屈穴”：腹，腹部也，脾也；屈，亏也；“腹屈”指脾经气血在此亏缺。本穴为脾经的地部泥水混合物集结沉降之处，脾之气不足，如亏缺之状，故名“腹屈”。“临窟穴”：临，至也、到也；窟，空窍也；“临窟”名意指本穴所处为气血物质空虚之处。

【云门】

取法：在人体胸部外上方，锁骨下窝凹陷中，肩胛骨喙突内缘，前正中线旁开 6 寸处（图 2－7）。

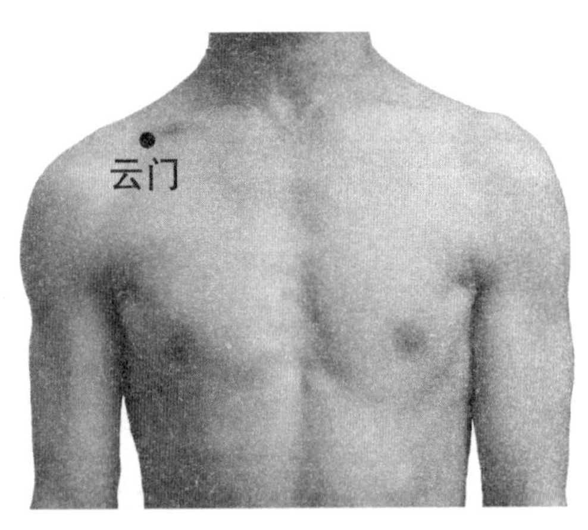

图 2－7　云门

命名：云，为云雾；门，为门户；本穴为手太阴肺经脉气所发，位于胸部，内应上焦肺气，为肺之门户。

【中府】

长期郁闷不乐，心情烦躁，时时感到胸闷气短的人只要按压中府穴，就有立竿见影的效果。按摩此穴位可以使淤积之气疏利升降而通畅，对于通畅内脏抑郁淤积之气最为有效。

取法：在人体胸部外上方，云门下 1 寸，平第 1 肋间隙，距前正中线 6 寸（图 2-8）。

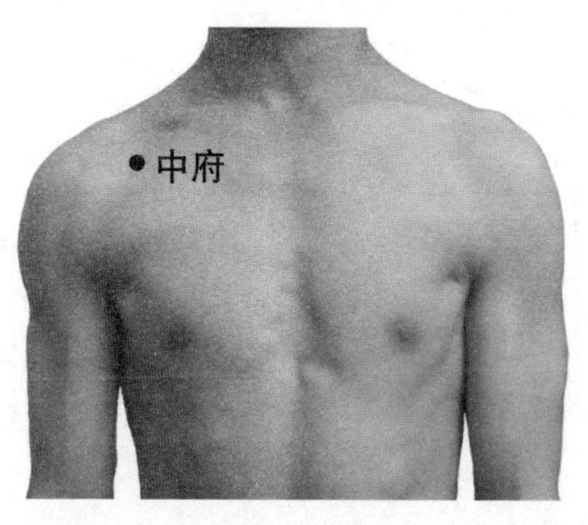

图 2-8 中府

命名：中，指中焦；府，是聚集的意思。手太阴肺经之脉起于中焦，此穴为中气所聚，又为肺之募穴，藏气结聚之处。肺、脾、胃合气于此穴，所以名为“中府”。又因位于膺部，为气所过的腧穴，所以又称“膺俞”。

【期门】

如果因为琐事不顺而动气，或者因为气候变化，气郁不舒，按压这个穴位可以起到很好的缓解和治疗作用。

取法：在人体胸部，当乳头直下，第6肋间隙，前正中线旁开4寸（图2-9）。

命名：期，期望、约会；门，出入的门户；“期门”指天之中部的水湿之气从此穴位输入肝经。本穴为肝经最上穴，下部章门穴无物外传，使得本穴处于气血物质的空虚状态。但是，本穴因其位于人体前正中线及侧正中线的中间位置，既不阴又不阳，既不高也不低，既无热气在此冷降，也无经水在此

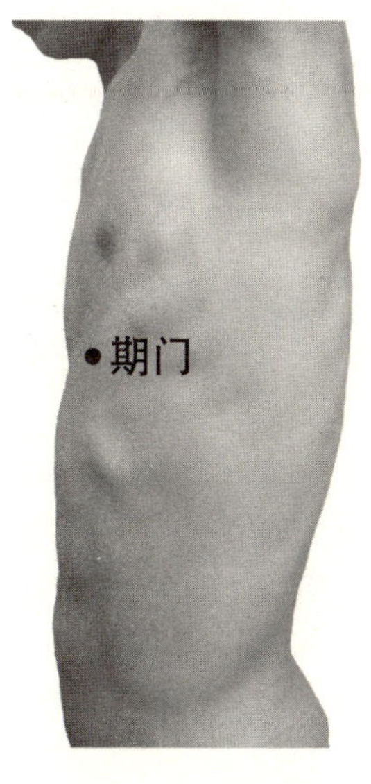

图 2－9　期门

停住，所以，作为肝经募穴，尽管穴内气血空虚，却募集不到气血物质，只有期望等待，因此名“期门”，也称“肝募穴”。

【章门】

如果遇到心胸烦闷、胸腹胀满、烦热、口干、不想吃东西、面黄肌瘦、身体虚弱、全身无力的情况，只要按压这个穴位，就能够使情况得到改善。

取法：在人体侧腹部，当第 11 肋游离端的下方（图 2－10）。

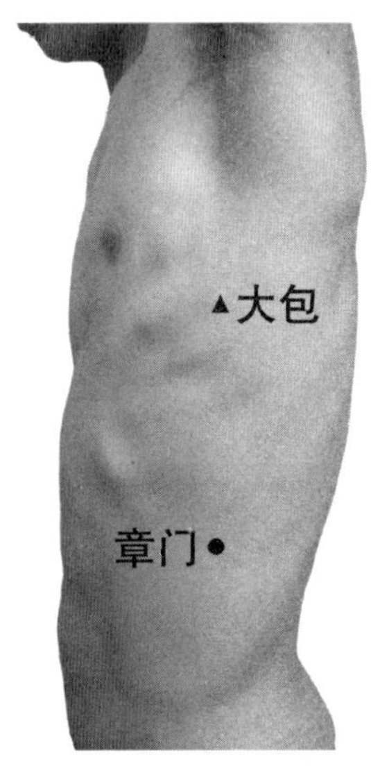

图 2－10　章门

命名：章，大木材的意思；门，出入的门户；“章门”指肝经的强劲风气在此穴位风停气息。本穴物质为急脉穴传来的强劲风气，到达本穴后，此强劲风气风停气息，就如同由此进入了门户一样，故名“章门”。

【神阙】

神阙是人体的长寿大穴，与人体的生命活动密切相关。经常按摩神阙穴，可以使人真气充盈、精神饱满、体力充沛、腰肌强壮、面色红润、耳聪目明、轻身延年。

取法：在人体的腹中部，肚脐中央（图2－11）。

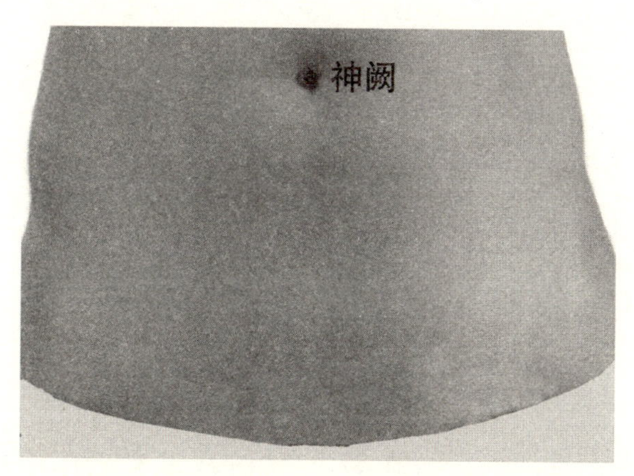

图2－11　神阙

命名：神，尊、上、长的意思，这里指父母或先天；阙，牌坊的意思；“神阙”指先天或前人留下的标记。此穴位也称“脐中穴”、“脐孔穴”、“气合穴”、“命蒂穴”等。此穴位于肚脐中央故名“脐中穴”、“脐孔穴”。“气合穴”：气，气态物也；合，会合也；“气合”指任脉气血在此汇合，为人体体表重力场的中心，对人体中的外表物质有强大的收引作用，任脉之气至此后皆缩合而降，故名“气合”。“命蒂穴”：命，性命也；蒂，蒂结也；“命蒂”名意指本穴为胎儿与母体相连的性命纽带。

（二）背部的指压治疗

背部指压治疗的操作方法如下：

（1）俯卧，放松，用掌根推督脉（后正中线）4 次，推脊柱两侧膀胱经第 1 侧线（距后正中线 1.5 寸）4 次，推第 2 侧线（距后正中线 3 寸）4 次，约 4 分钟。

（2）用手掌直擦膀胱经第 1 侧线，横擦腰部，以感到温热为宜。

（3）用拇指按揉大椎、命门、肺俞、心

俞、膈俞、胰俞、肝俞、胆俞、脾俞、胃俞、三焦俞、肾俞、上髎、次髎、中髎、下髎、志室，每穴约半分钟。

【大椎】

无论是因为患风寒感冒，还是因身体其他病变引起的高烧不退，刮按大椎穴均可起到迅速退烧的作用。

取法：在人体后正中线上，第 7 颈椎棘突下凹陷中（图 2－12）。

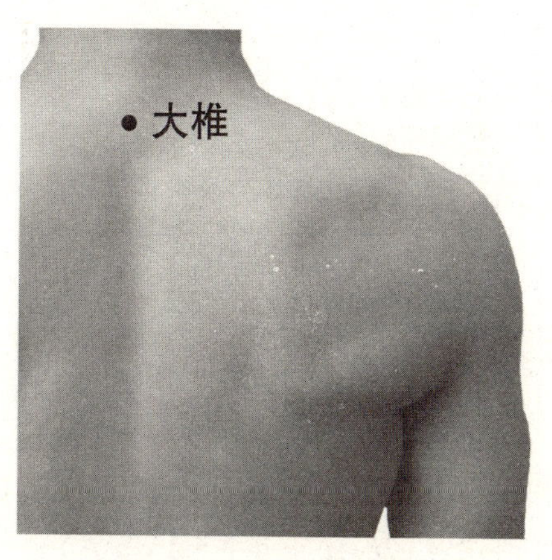

图 2－12 大椎

命名：大，多的意思；椎，锤击之器，

这里指穴内的气血物质实而非虚；“大椎”的意思是指手足三阳的阳热之气由此处汇入本穴，并与督脉的阳气上行头颈。本穴物质一为督脉陶道穴传来的充足阳气，二为手足三阳经外散于背部阳面的阳气，穴内的阳气充足满盛，如椎一样坚实，故名“大椎”，也称“百劳穴”、“上杼穴”。“百劳”是指穴内气血为人体各条阳经上行气血汇聚而成。“上杼”是指穴内气血为坚实饱满之状。

【命门】

医史记载，岐伯论“……人非火不生，命门属火，先天之火也……人身先生命门而后生心……十二经非命门不生……故心得命门，而神明应物也；肝得命门，而谋虑也；胆得命门，而决断也；胃得命门，而受纳也；脾得命门，而转输也；肺得命门，而治节也；大肠得命门，而传导也；小肠得命门，而布化也；肾得命门，而作强也……是十二经为主之官，而命门为十二官之主……”，形象概括了人体命门的重要意义。

取法：在人体腰部，当后正中线上，第2腰椎棘突下凹陷中（图2－13）。

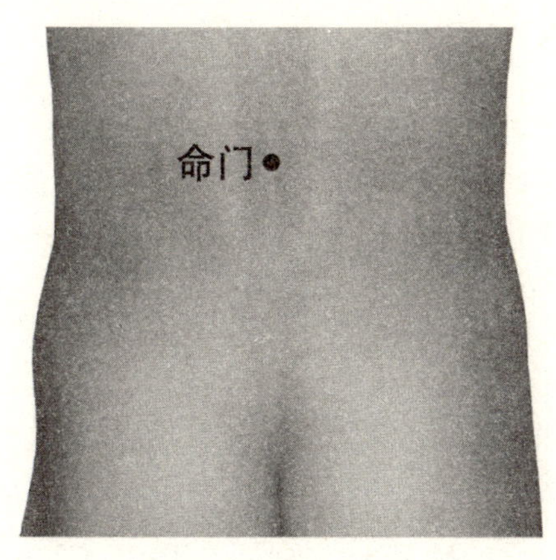

图2－13　命门

命名：命，人的根本；门，出入的门户；“命门”指人体脊骨中的高温高压阴性水液由此穴外输督脉。本穴因其位于腰背正中部位，内连脊骨，在人体重力场中位置低下，脊骨内的高温高压阴性水液由此穴外输体表督脉，本穴外输的阴性水液有维系督脉气血流行不息的作用，是人体生命之本，故称“命门”，也称“属累穴”、“精宫穴”。

【肺俞】

取法：在人体背部，当第 3 胸椎棘突下，旁开 1.5 寸（图 2－14）。

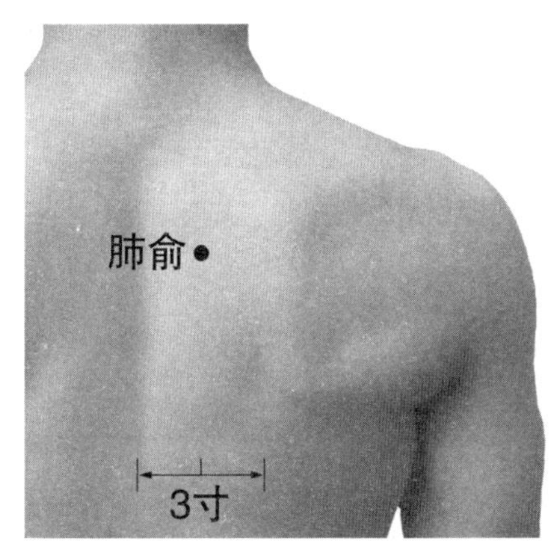

图 2－14　肺俞

命名：肺，指肺脏；俞，输也；“肺俞”指肺脏的湿热水气由此外输膀胱经。

【心俞】

取法：在人体背部，当第 5 胸椎棘突下，旁开 1.5 寸（图 2－15）。

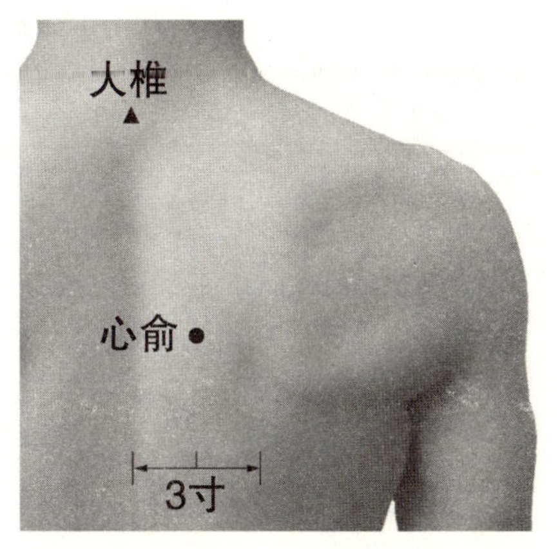

图 2－15　心俞

命名：心，指心脏；俞，输也；“心俞”指心脏的精气由此外输膀胱经。

【膈俞】

取法：在人体背部，当第 7 胸椎棘突下，旁开 1.5 寸（图 2－16）。

命名：膈，即横膈（膈肌）。本穴与膈肌相水平，故名。

【胰俞】

本穴为治疗糖尿病的特效穴，又名“胃管下俞”、“胃脘下俞”。

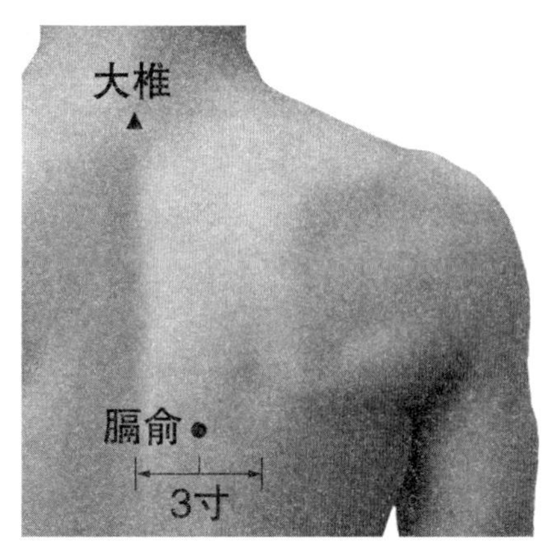

图 2－16　膈俞

取法：在人体背部，当第 8 胸椎棘突下，旁开 1.5 寸。

【肝俞】

取法：在人体背部，当第 9 胸椎棘突下，旁开 1.5 寸（图 2－17）。

命名：肝，肝脏也；俞，输也；“肝俞”指肝脏的水湿风气由此外输膀胱经。

【胆俞】

取法：在人体背部，当第 10 胸椎棘突下，旁开 1.5 寸（图 2－18）。

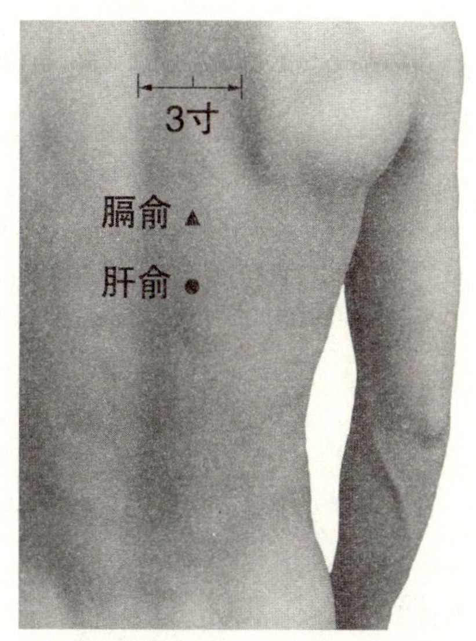

图 2－17　肝俞

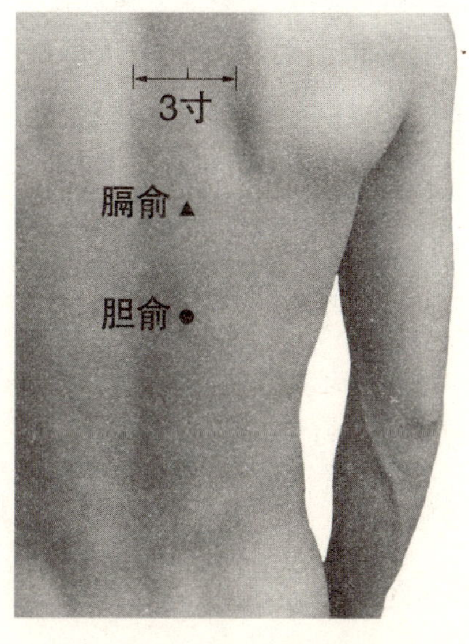

图 2－18　胆俞

命名：胆，胆腑也；俞，输也；“胆俞”指胆腑的阳热风气由此外输膀胱经。

【脾俞】

取法：在人体背部，当第11胸椎棘突下，旁开1.5寸（图2－19）。

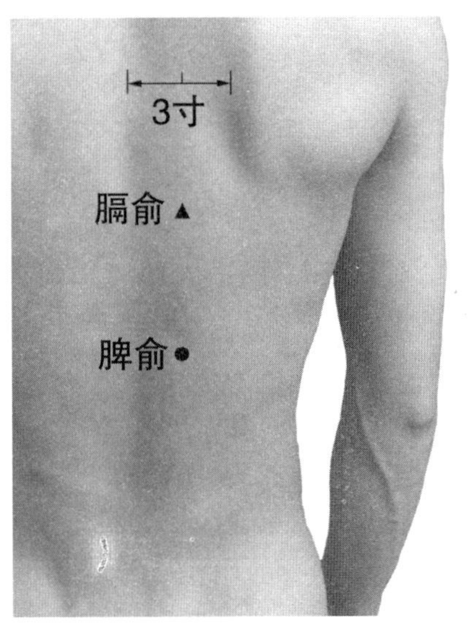

图2－19　脾俞

命名：脾，脾脏也；俞，输也；“脾俞”指脾脏的湿热之气由此外输膀胱经。

【胃俞】

取法：在人体背部，当第 12 胸椎棘突下，旁开 1.5 寸（图 2－20）。

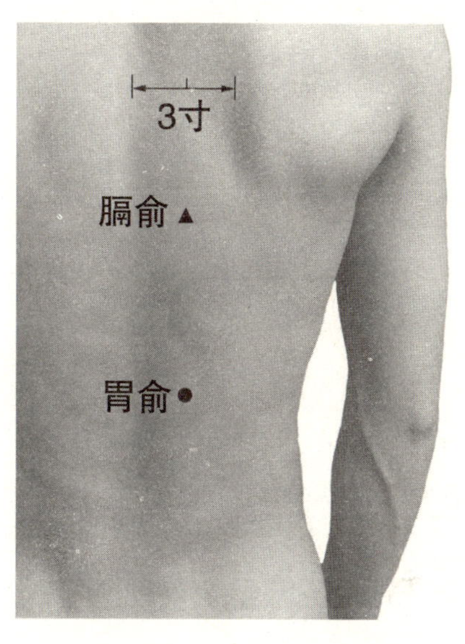

图 2－20　胃俞

命名：胃，胃腑也；俞，输也；“胃俞”指胃腑的湿热水气由此外输膀胱经。

【三焦俞】

取法：在人体腰部，当第 1 腰椎棘突下，旁开 1.5 寸（图 2－21）。

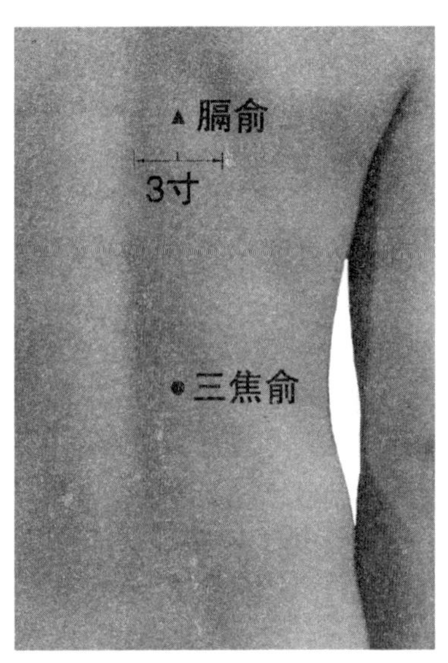

图 2－21　三焦俞

命名：三焦，三焦腑也；俞，输也；“三焦俞”指三焦腑的水湿之气由此外输膀胱经。

【肾俞】

取法：在人体腰部，当第 2 腰椎棘突下，旁开 1.5 寸（图 2－22）。

命名：肾，肾脏也；俞，输也；“肾俞”指肾脏的寒湿水气由此外输膀胱经。

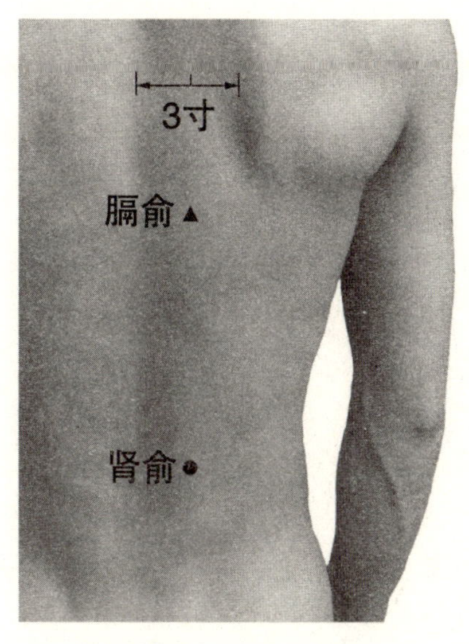

图 2－22　肾俞

【上髎】

取法：在人体骶部后正中线与髂后上棘间凹陷处，适对第 1 骶后孔（图 2－23）。

命名：上，指本穴相对于次髎、中髎、下髎三穴而言为上也；髎，孔隙也；“上髎”指膀胱经的地部经水由此从体表流入体内。膀胱经上部经脉下行的地部水液至本穴后，由本穴的地部孔隙从地之天部流入地之地部，故名“上髎”。

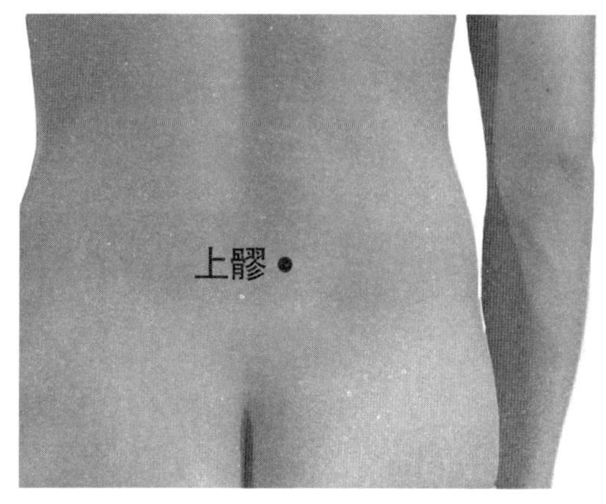

图 2－23　上髎

【次髎】

次髎为泌尿生殖系统疾病的常用穴。

取法：在人体骶部后正中线与髂后上棘间凹陷处，适对第 2 骶后孔（图 2－24）。

命名：次，与上髎穴相对为次也；髎，孔隙也；“次髎”指膀胱经的地部经水由此从体表流入体内。膀胱经上部经脉下行的地部水液至本穴后，由本穴的地部孔隙从地之天部流入地之地部，故名“次髎”。

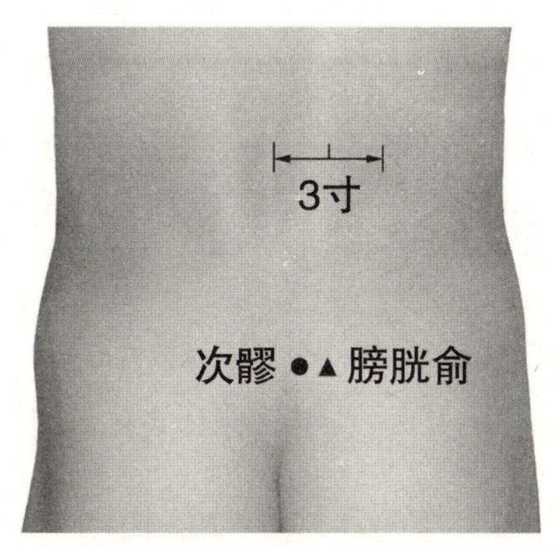

图 2－24　次髎

【中髎】

取法：在人体骶部后正中线与髂后上棘间凹陷处，适对第 3 骶后孔（图 2－25）。

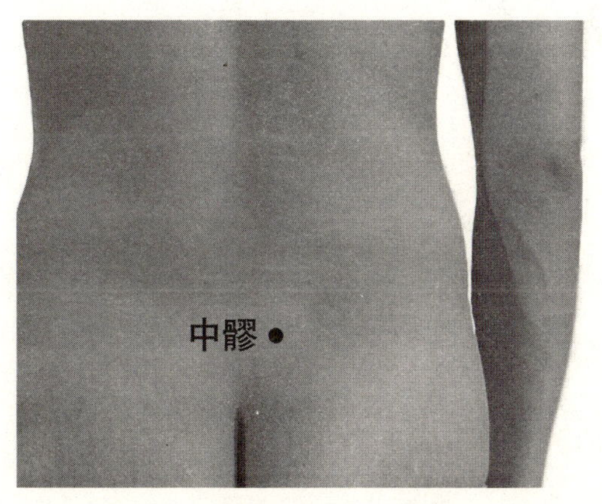

图 2－25　中髎

命名：中，与其余三髎穴相对位处中部也；髎，孔隙也；“中髎”指膀胱经的地部经水由此从体表流入体内。膀胱经上部经脉下行的地部水液至本穴后，由本穴的地部孔隙从地之天部流入地之地部，故名“中髎”。

【下髎】

取法：在人体骶部后正中线与髂后上棘间凹陷处，适对第4骶后孔（图2－26）。

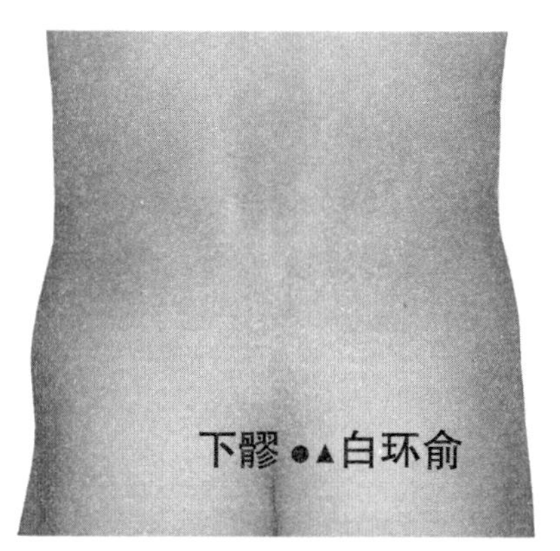

图2－26　下髎

命名：下，与上三髎穴相对所处为下也；髎，孔隙也；“下髎”指膀胱经的地部经水由此从体表流入体内。膀胱经上部经脉下行的地部水液至本穴后，由本穴的地部孔隙从地之天部流入地之地部，故名“下髎”。

上、次、中、下髎穴的功用基本相同，为通行水液，在治病取穴时当按不同情形对证取穴。上髎穴调节的经水量大，用时当为体表大寒或体内大热之状，而下髎穴调节的经水量最小，用时当为体表微寒或体内微热之状。

【志室】

取法：在人体腰部，当第 2 腰椎棘突下，旁开 3 寸（图 2－27）。

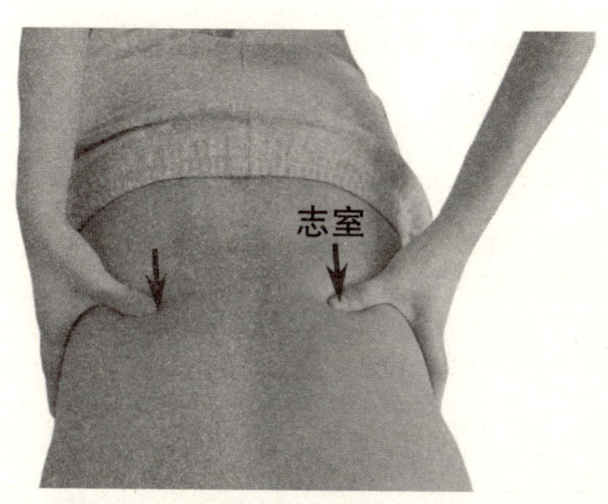

图 2－27　志室

命名：志，肾之精也，肾气也；室，房屋之内间也，与堂相对，堂在前，室在后，亦指穴内气血为肾脏外输寒湿水气；“志室”名意指肾脏的寒湿水气由此外输膀胱经。此穴位又名“精宫穴”。精，肾之所藏也，肾之精气也；宫，宫殿也；“精宫”名意指肾脏水液气化的精微之气由此外输膀胱经。本穴物质为肾脏之水的气化之气，肾脏水液的气化之气大部分冷降归于地部，只有少部分清气吸热后上行至本穴，本穴物质为肾气精微所化，故名“精宫”。

（三）上肢部的指压治疗

上肢部指压治疗的操作方法如下：

（1）沿手臂内侧从手腕部向上推到腋部，3 分钟。

（2）拿、揉捏手臂各 4 次。

（3）用拇指按揉合谷、手三里、曲池、少商、鱼际、太渊、列缺、尺泽、少府、手部胰反射区，每穴约半分钟。

（4）用适当的力量拍打手臂。

【合谷】

合谷穴为全身反应最大的刺激点，可以降低血压，镇静神经，调整机能，开关节而利痹疏风，行气血而通经清瘀。孕妇慎用。

取法：在手背，第1、2掌骨间，当第2掌骨桡侧的中点处（图2－28）。以一手的拇指指骨关节横纹，放在另一手拇、食指之间的指蹼缘上，当拇指尖下即为该穴。

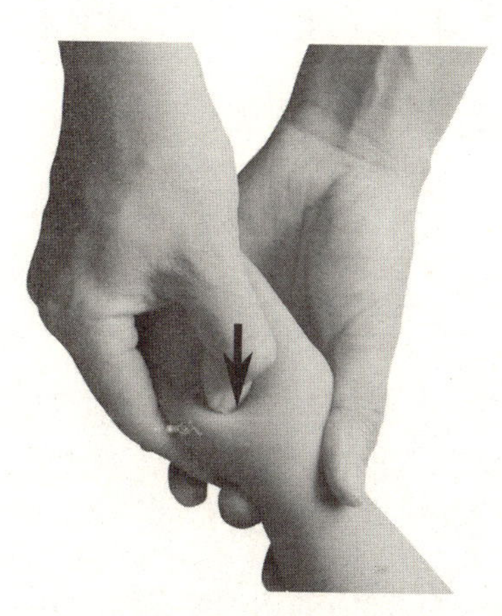

图2－28　合谷

命名：合，汇也，聚也；谷，两山之间的空隙也；“合谷”指大肠经气血汇聚于此并形成强盛的水湿风气场。本穴物质为三间穴天部层次横向传来的水湿云气，行至本穴后，由于本穴位处手背第1、2掌骨之间，肌肉间间隙较大，因而三间穴传来的气血在本穴处汇聚，汇聚之气形成强大的水湿云气场，故名“合谷”。此处是古代全身遍诊法三部九候的部位之一，即中地部，以候胸中之气。因为它位于大拇指与食指之间的凹陷处，犹如两山之间的低下部分；拇指与食指的指尖相合时，在两指骨间有一处低陷如山谷的部位，所以称“合谷”。此穴位亦称“虎口”，指手张开之后它的形状就像大大的虎口一样。

【手三里】

取法：在前臂背面桡侧，当阳溪与曲池连线上，肘横纹下2寸（图2－29）。

命名：手，指本穴所在部位为手部；三里，指穴内气血物质所覆盖的范围；“手三里”指大肠经冷降的浊气在此覆盖较大的范围。本穴物质由上廉穴传来，上廉穴的水湿云气化雨而降，在手三里穴处覆盖的范围如三里之广，故名“手三里”。

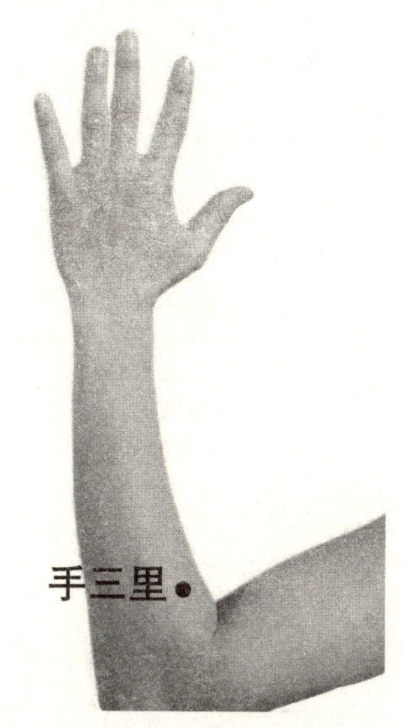

图 2－29　手三里

【曲池】

曲池穴对人体的消化系统、血液循环系

统、内分泌系统等均有明显的调理作用。

取法：在肘横纹外侧端，屈肘，当尺泽与肱骨外上髁连线中点（图2－30）。

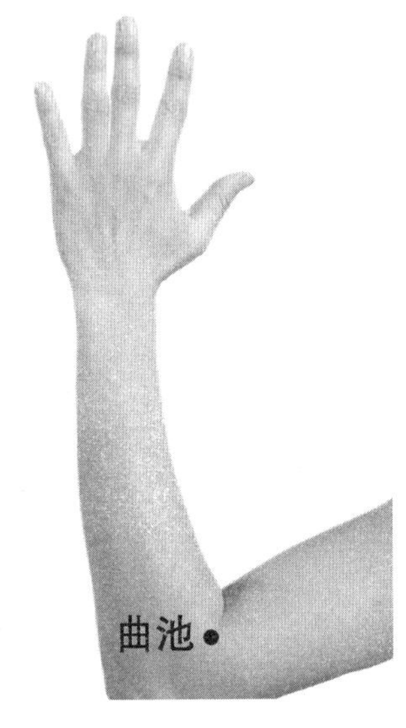

图2－30　曲池

命名：曲，隐秘、不太察觉的意思；池，指水的围合之处、汇合之所。此穴的气血物质为地部之上的湿浊之气。此穴物质为手三里穴的降地之雨气化而来，位于地之上部，性湿浊滞重，犹如雾露，为隐秘之水。此穴也被称为“洪池穴”、“阳泽穴”。“洪池穴”：洪，盛大也；池，水的围合之处、汇合之所；“洪池”指本穴气血物质包含大量水湿。“阳泽穴”：阳，气也，指本穴物质为气态物；泽，聚水的洼池；“阳泽”名意指本穴物质为富含水湿的天部气态物。

【少商】

经常掐按该穴可以防治感冒。

取法：在手拇指末节桡侧，距指甲角0.1寸（指寸）（图2－31）。

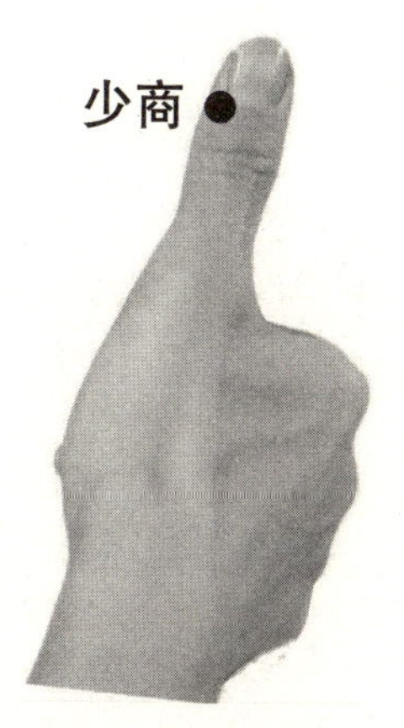

图2－31 少商

命名：少，阴中生阳的意思。中国古代的五音，分宫、商、角、徵、羽。在中医学中，“商”属肺经之根，所以称“少商”。

【鱼际】

该穴对于讲话太多引发声带炎症而致的失声具有良好的疗效。

取法：在手拇指本节（第1掌指关节）后凹陷处，约当第1掌骨中点桡侧，赤白肉际处（图2－32）。

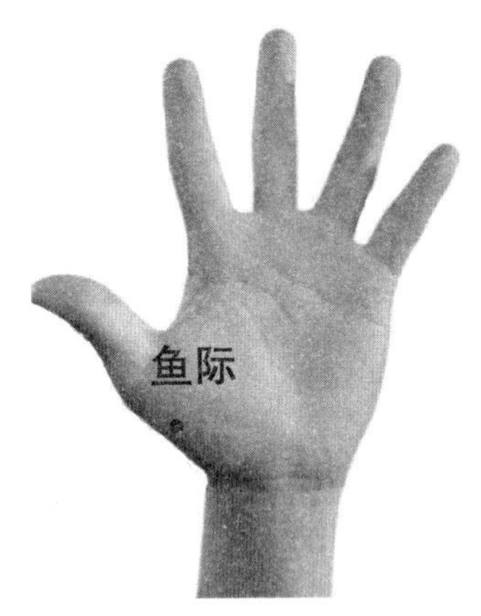

图2－32　鱼际

命名：鱼，比喻水中之物，阴中之阳；际，际会、汇聚的意思。本穴在大拇指后内侧，在隆起犹如鱼形的肌肉边际的凹陷处。该穴的气血物质是从太渊穴传来的地部经水。因为肺经经水流经列缺穴时分流，流至太渊穴后又失散，所以，传到此处穴位时，地部经水已经变得很稀少了。而这处穴位处于西方之地，地性干燥，所以，经水吸收脾土之热后，大量蒸发上达于天。“鱼际”的意思就是指穴位内的气血由阴至阳的变化。

【太渊】

该穴对于身体虚弱、中气不足、面色苍白、脉搏微弱，严重时甚至几乎无法触摸到脉象的“无脉症”具有很好的改善效果。

取法：在腕掌侧横纹桡侧，桡动脉搏动处（图 2－33）。

命名：太，极大的意思；渊，深涧、深洞的意思，此处是指穴位的形态，描述穴位

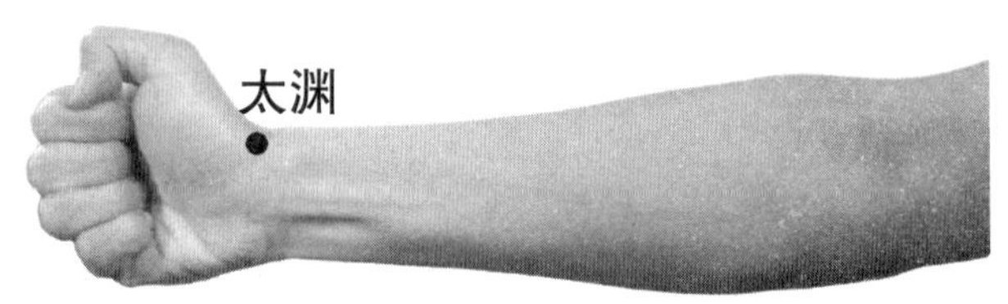

图 2－33　太渊

在微观下的形态特征；“太渊”指肺经水液在这个地方散化成为凉性水湿。此穴在手内横纹的凹陷处，经水的流向是从地之天部流向地之地部的，就如同经水从山的顶峰流进地面深渊的底部，所以叫“太渊穴”。肺经经水在此散而化为凉性水湿。

【列缺】

各种头痛、头晕、目眩或是兼有咳嗽、咽喉肿痛等颈项部位病症的人，按压列缺穴都有立竿见影之功效。

取法：在前臂桡侧缘，桡骨茎突上方，腕横纹上 1.5 寸处（图 2－34）。两手虎口自然交叉，一手食指按在另一手的桡骨茎突上，当食指尖到达之凹陷处取穴。

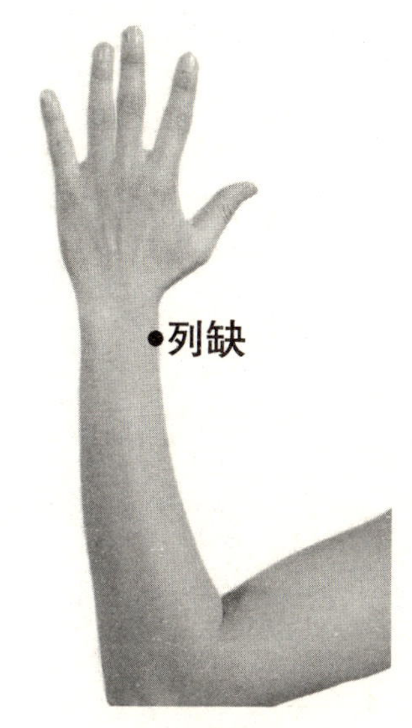

图 2－34　列缺

命名：列，是指“分解”；缺，就是“器破”的意思；“列缺”指的是“天闪”。中国古代称闪电，也就是天上的“裂缝”为列缺。肺脏位于胸中，居五脏六腑之上，象征

“天”。手太阴肺经从这处穴位分支，而别通手阳明大肠经脉，脉气由此别裂而去，像是天庭的裂缝。

【尺泽】

取法：在肘横纹中，肱二头肌腱桡侧凹陷处（图 2－35）。

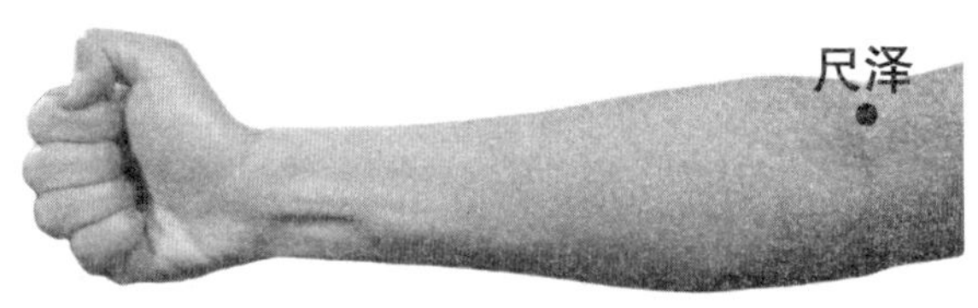

图 2－35　尺泽

命名：尺，长度的单位；泽，指水之聚处。在“考骨度法”中，有从腕至肘定为一尺者，本穴当肘窝深处，为肺经合穴，属水。“尺泽”指侠白穴浊降之雨在地部形成的小泽。

【少府】

该穴对心脏疾病的预防和保健都具有很好的效果。

取法：在手掌面，第4、5掌骨之间，握拳时，当小指尖处。

命名：少，阴的意思；府，府宅的意思；“少府”指本穴为心经气血的聚集之处。本穴物质是少冲穴传来的高温水湿之气，到达本穴后呈聚集之状，犹如云集府宅，所以名“少府”。此穴又称“兑骨穴”。“兑”在八卦中指“口”，“骨”的意思是“水”，“兑骨”的意思是说此穴内的气血物质中富含水湿。

【手部胰反射区】

取法：在手掌第4掌骨与掌中横纹交界处。

（四）下肢部的指压治疗

下肢部指压治疗的操作方法如下：

（1）双手从大腿内侧根部向下推到踝部，

再从足后跟部往上推，3分钟。

（2）按揉足底涌泉穴，以感到透热为最佳。

（3）用拇指按揉隐白、太白、三阴交、地机、血海、涌泉、然谷、太溪、水泉、照海、复溜、阴谷、太冲、内庭、足三里、上巨虚、丰隆、阳陵泉、足部胰反射区，每穴约半分钟。

（4）用双手拍打下肢。

【隐白】

取法：在足大趾末节内侧，距趾甲角0.1寸（指寸）。

命名：隐，隐秘、隐藏的意思；白，指肺的颜色、气；“隐白”指脾经体内经脉的阳热之气由此穴外出脾经体表经脉。此穴皮部孔隙与脾经体内经脉相连，穴内气血是脾经体内经脉外传之气，因为气蒸发外出，不易被人觉察，所以称“隐白”。另外，这个穴位隐藏在足大指下的褶纹中，此穴处的肌肉色白，称“隐白”。此穴位又称为“鬼垒穴”、“鬼眼穴”、“阴白穴”。

【太白】

点按太白穴，对血糖具有双向调节作用，即对血糖高者可以降低血糖，血糖低者可以升高血糖。

取法：位于足内侧缘，当第1跖骨小头后下方凹陷处，即脚的内侧缘靠近足大趾处。

命名：太，大的意思；白，肺的颜色，气也；“太白”是指脾经的水湿云气在此吸热蒸升，化为肺金之气。大都穴传来的天部水湿云气到达此处穴位后，受长夏热燥气化蒸升，在更高的天部层次化为金性之气，所以称“太白穴”。此穴位又称“大白穴”，是脾经输穴、足太阴原穴。作为脾经输穴，它是脾经经气的重要输出之穴。作为足太阴原穴，是因为脾经为少气多血之经，气不足、血有余，此穴的蒸升之气同合于足太阴脾经的气血特性，能够较好地补充脾经经气的不足，是脾经经气的供养之源。

【三阴交】

三阴交穴是肝、脾、肾三条阴经的交会穴，肝藏血，脾统血，肾藏精。肾为先天之本，脾为后天之本，先天依赖于后天的滋养，后天来自先天的促动，所以，经常按揉三阴交穴，可以调补肝、脾、肾三经的气血，达到健康长寿的目的。孕妇慎用。

取法：在小腿内侧，当足内踝尖上3寸，胫骨内侧缘后方（图2－36）。

命名：三阴，即足三阴经；交，交会的意思；“三阴交”指足部的三条阴经中气血物质在此穴交会。此穴位有脾经提供的湿热之气，肝经提供的水湿风气，肾经提供的寒冷之气。本穴又称“太阴穴”、“下三里穴”。“太阴穴”指本穴为足三阴经气血交会而成，位

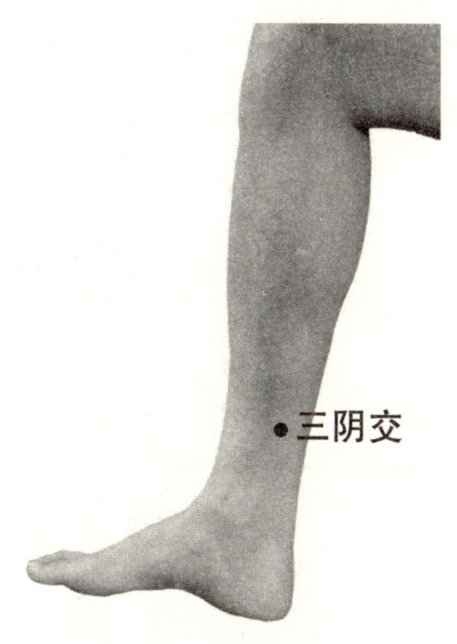

图 2－36　三阴交

于足部，表现出较强的阴寒特性；“下三里穴”指穴内气血场的范围，即本穴内气血场范围较大，犹如三里之广。

【地机】

本穴对于腹痛、泄泻、小便不利、水肿、月经不调、痛经、遗精等具有很好的调理保健作用。

取法：地机穴位于人体的小腿内侧，当

内踝尖与阴陵泉穴的连线上，胫骨内侧髁后下方凹陷下3寸（图2－37）。

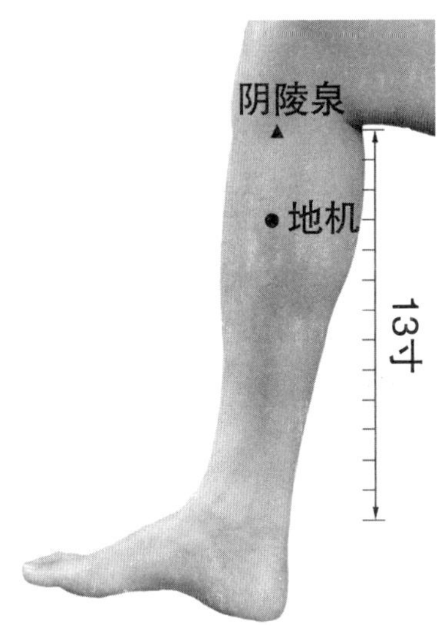

图2－37　地机

命名：地，脾土也；机，机巧、巧妙也；“地机”指本穴的脾土微粒随地部经水运化到人体各部，运化过程十分巧妙。本穴物质为漏谷穴传来的降地之雨，雨降地部后地部的脾土微粒亦随雨水的流行而运化人体各部，故名。此穴位又名“脾舍穴”、“地箕穴”。“脾舍”指本穴为提供脾土物质的来源之处，本穴物质为漏谷穴传来的降地之雨，脾土物质随雨水的流行而输送人体各部，为人体营养物质的重要来原之处。“地箕”指脾土物质通过本穴而运化。

【血海】

该穴对全身气血具有很好的保健调理功能。

取法：屈膝，在大腿内侧，髌底内侧端上2寸，当股四头肌内侧头的隆起处（图2－38）。

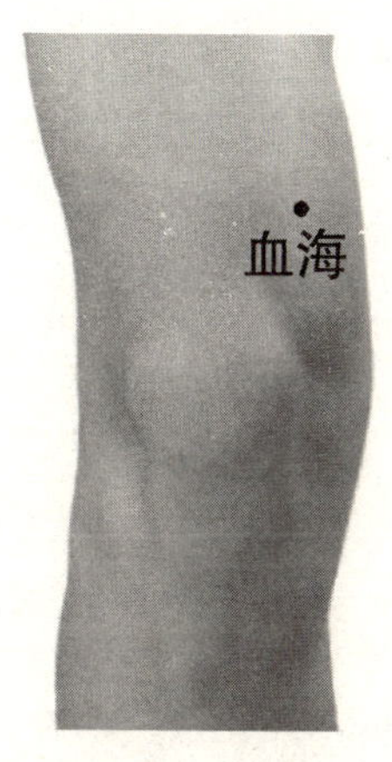

图2－38　血海

命名：血，指受热后变成的红色液体；海，大的意思。此穴是脾经所生之血的聚集之处。因为本穴物质是阴陵泉穴外流水液气化上行的水湿之气，气血物质充斥的范围巨大如海，所以名“血海”。本穴别名“百虫窝穴”、“血郄穴”。“百虫窝”指此处穴位的气血物质为聚集而成的脾经之气，性湿热，而此处穴位所应的时序、地域又为长夏的中土，是百虫的产生之时和繁衍之地。“血郄”是指本穴内的物质为血。因为本穴物质为天部的水湿云气，其性既湿又热，是血的气态物质存在形式，穴内气血物质的出入为水湿云气，水湿云气折合为血其量较小，犹如从孔隙中出入一样。

【涌泉】

是肾经的首要穴位，人体长寿大穴，经常按摩此穴，则肾精充足，耳聪目明，发育正常，精力充沛，性功能强盛，腰膝壮实不软，行走有力。按摩此穴还能增强人体的免疫功能，能够提高抵抗传染病的能力。

取法：在足底足前部的凹陷处，第 2、3 趾的趾缝纹头端和足跟连线的前 1/3 处（图 2－39）。

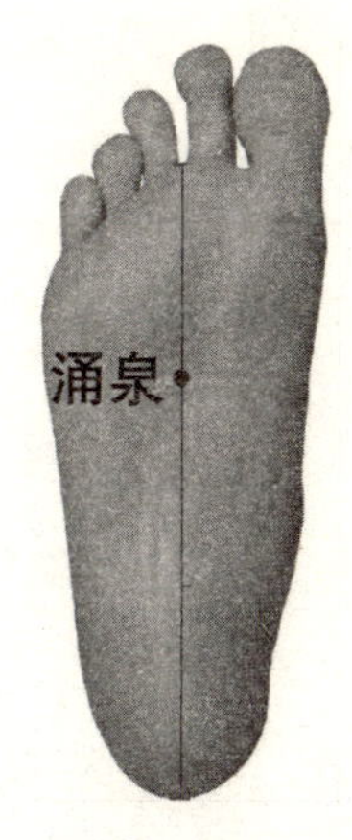

图 2－39　涌泉

命名：涌，溢出的意思；泉，泉水。体内肾经的经水从此处穴位溢出体表，所以称“涌泉”。

【然谷】

取法：在足内侧缘，足舟骨粗隆下方，

赤白肉际处。

命名：然，指然骨，即舟骨粗隆；谷，意指凹陷处。本穴位于舟骨粗隆前下方凹陷似谷处，故名。

【太溪】

取法：在足内侧，足内踝尖后方与脚跟骨筋腱之间的凹陷处（图 2－40）。

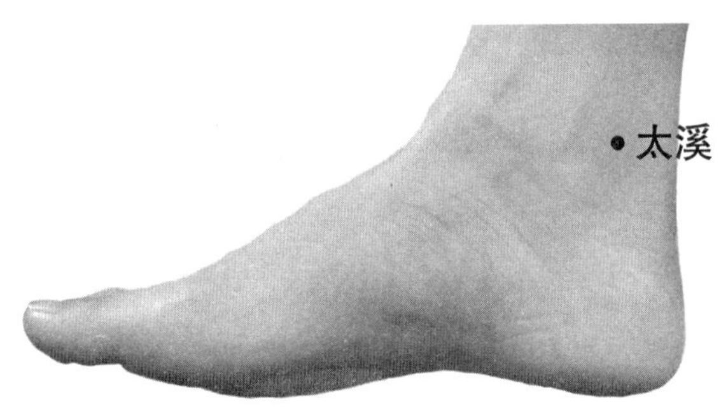

图 2－40　太溪

命名：太，大的意思；溪，溪流的意思；“太溪”指肾经水液在此形成较大的溪水。然谷穴传来的冷降之水到本穴后，冷降水形成了较为宽大的浅溪，因此名“太溪”，也称“大溪穴”、“吕细穴”。“吕细”是形容在此穴内流行的地部经水水面宽大而流动缓慢。

【水泉】

取法：在足内侧，内踝后下方，当太溪直下1寸（指寸），跟骨结节的内侧凹陷处。

命名：泉，水源也。本穴在太溪下1寸，当足跟与跟腱、内踝之间的凹陷似泉处。又该穴主治月事不调、小便淋沥等症，诸关于泉水者。取本穴治疗犹疏水之极源也，故名。

【照海】

取法：在足内侧，内踝尖下方凹陷处（图2－41）。

命名：照，照射也；海，大水也；“照海”指肾经经水在此大量蒸发。水泉穴传来的地部经水至本穴后形成为一个较大水域，水域

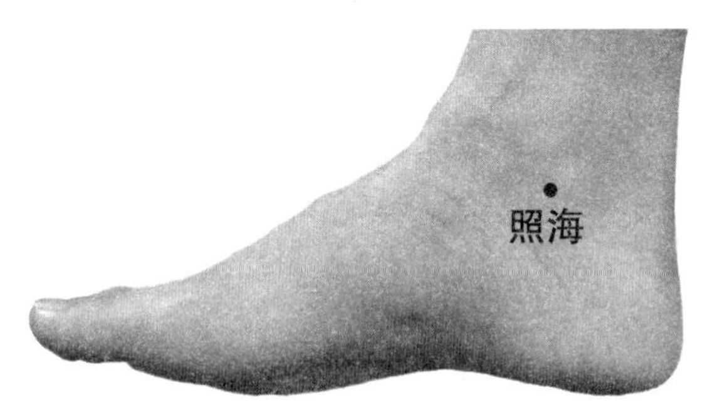

图 2－41　照海

平静如镜，较多地接收受天部照射的热能而大量蒸发水液，故名“照海”。

【复溜】

该穴是滋阴补肾的重要穴位，能够治疗多种病症。

取法：在小腿内侧，太溪直上 2 寸，跟腱的前方。

命名：复，再的意思；溜，悄悄地散失；“复溜”指肾经的水湿之气在此穴再次吸热蒸发上行。照海穴传输来的寒湿水气上行至本穴后再次吸收天部之热而蒸升，气血的散失就像溜走了一样，所以名“复溜”，也称“伏白穴”、“昌阳穴”。“伏白”指此穴吸热溜散的水气隐伏着肺金之气的凉湿之性；“昌阳”指从照海穴传来的寒湿之气在此穴吸热后变为天部阳气，肾经阳气在此变得繁荣昌盛。

【阴谷】

取法：正坐屈膝，当腘窝内侧，和委中相平，在半腱肌腱和半膜肌肌腱之间处取穴。

命名：阴，内侧；谷，凹陷。本穴位于膝关节内侧，当半腱肌肌腱和半膜肌肌腱之间凹陷处，故名。

【太冲】

脾气不好，经常生气、动怒的人，可以经常按摩一下太冲穴，这个穴位能够有效化解心中的怒气，疏解情绪，消除心胸的不适之感。

取法：在足背侧，当第 1 跖骨间隙的后

方凹陷处。以手指沿拇趾、次趾夹缝向上移压，压至能感觉到动脉搏动处，即是太冲穴（图 2－42）。

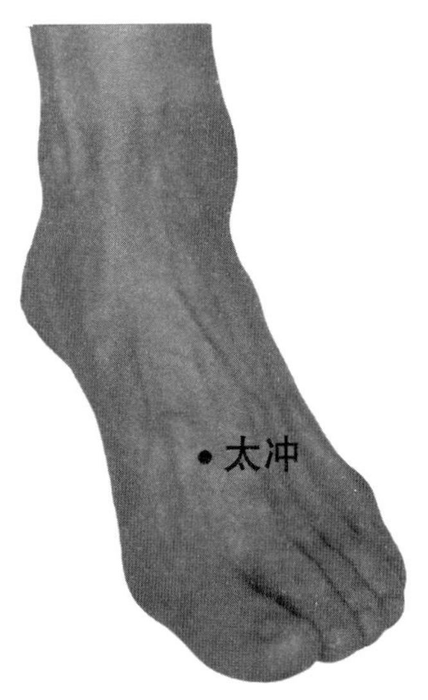

图 2－42　太冲

命名：太，大的意思；冲，冲射之状；“太冲”指肝经的水湿风气在此穴位向上冲行。行间穴传来的水湿风气到达本穴后，因受热胀散，化为急风冲散穴外，所以名“太冲”，也名“大冲穴”。

【内庭】

按摩该穴对手脚冰凉、浑身气血不畅、喜静卧、恶闻声、心烦意乱会起到立竿见影的作用。

取法：在足背，当第 2、3 趾间，趾蹼缘后方赤白肉际处。在第 2 跖趾关节前方，2、3 趾缝间的纹头处取穴（图 2－43）。

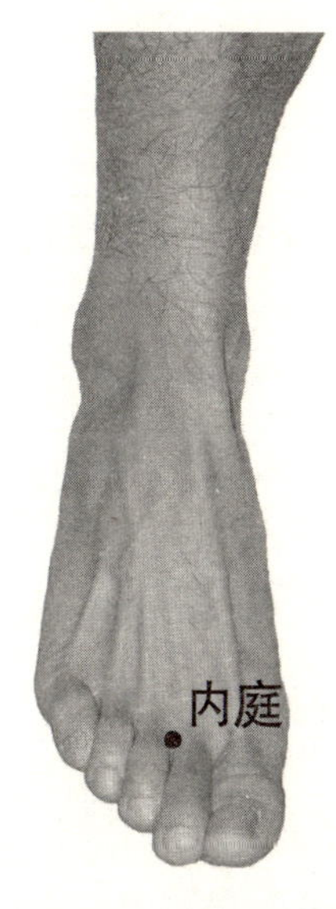

图 2－43　内庭

命名：内，指深处；庭，指居处。此穴

对喜静卧、恶闻声等病症具有疗效，患病后，就好似要深居在内室之中，闭门独处，不闻人声，所以名叫“内庭”。该穴治疗的病症几乎不在穴位近处，而是多在头、脑、腹、心这样的部位。它的主要作用与人体内部组织有关，门内称庭，此穴之下为厉兑穴，兑在《易经》中指的是口，口为门，此处穴位在门之内，所以名为“内庭穴”。

【足三里】

经常按摩该穴对胃腹闷胀、吐酸、呕吐、腹泻、便秘等症状能够达到治疗保健的效果。按摩足三里有调节机体免疫力、增强抗病能力、调理脾胃、补中益气、通经活络、疏风化湿、扶正祛邪的作用。

取法：在小腿前外侧，当犊鼻下3寸，距胫骨前缘1横指（图2－44）。

命名：足三里是胃经的合穴，也就是胃脏精气功能的聚集点，主治腹部上、中、下

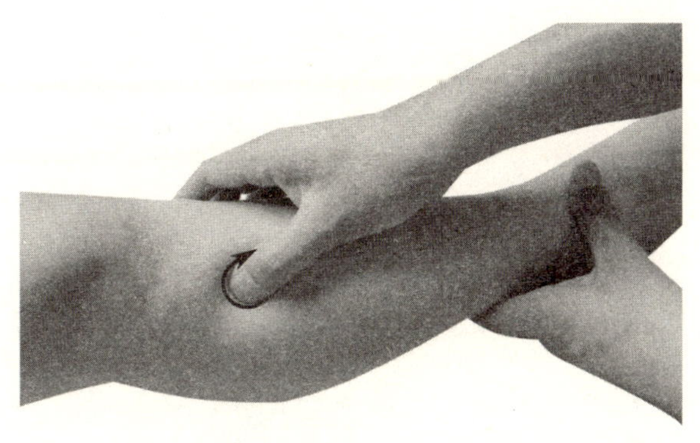

图 2－44　足三里

三部之症，因此名为“三里”。此穴位于人体下肢，为了和手三里相区别，所以称为“足三里”。

【上巨虚】

取法：在小腿前外侧，当犊鼻下 6 寸，距胫骨前缘 1 横指（图 2－45）。

命名：巨虚，巨大空虚之意。本穴在胫、腓骨之间的大空隙处，下巨虚之上，故名。

【丰隆】

该穴是一个疗效很好的化痰穴，对人体

具有很好的调理保健功能。

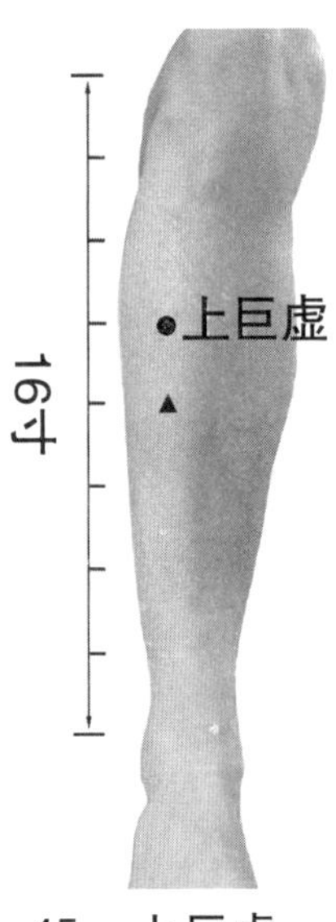

图 2－45　上巨虚

取法：在小腿前外侧，当外踝尖上 8 寸，距胫骨前缘 2 横指（图 2－46）。

命名：丰隆穴是足胃经与足脾经的络穴，因为足胃经谷气（胃食五谷之气）隆盛，至此丰溢，穴上肌肉丰满而隆起，所以名为“丰隆”。从条口穴、上巨虚穴、下巨虚穴传来的水湿云气到达本穴后，水湿云气化雨而降，并且降雨量很大，就像雷雨的轰隆声一

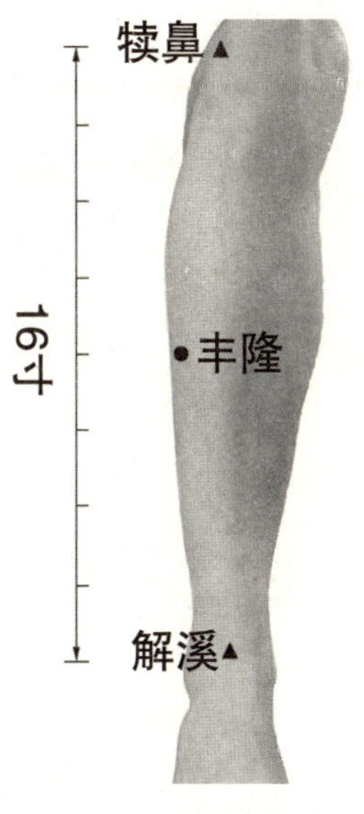

图 2－46　丰隆

样。此穴也称足阳明络穴，因为此处穴位处于胃经下部，气血物质汇聚而成的天之下部的水湿云气，为云化雨降之处，气压低下，胃经及脾经天部水湿浊气汇合于此，所降之雨又分走胃经及脾经各部，有联络脾胃二经各部气血物质的作用。

【阳陵泉】

长期筋骨僵硬、酸痛，容易抽筋的人，只要平时经常按压这个穴位就能得到改善。

古代医书还记载这个穴位对“胆病、善太息、口苦、呕宿汁、心下澹澹、胁下痛胀、吐逆、喉鸣、诸风、头面肿、头痛、眩晕、遗尿、髀痹引膝股外廉痛、不仁、痉挛急、筋软、筋疼、膝伸不得屈、冷痹、半身不遂、脚冷无血色、膝肿麻木、草鞋风”等病都具有良好的医治效果。

取法：在小腿外侧，当腓骨小头前下方凹陷处（图2－47）。

命名：阳，阳气；陵，土堆；泉，源源不断。“阳陵泉”指胆经的地部经水在此穴位大量气化。膝阳关穴飞落下传的经水和胆经膝下部经脉上行而至的阳热之气交会后，随胆经上扬的脾土尘埃吸湿沉降于地，胆经上部经脉落下的经水也渗入脾土中，脾土固化于穴周，脾土中的水湿大量气化，如同脾土尘埃的堆积之场和脾气的生发之地，所以名“阳陵泉”，也名“筋会穴”、“阳陵穴”。

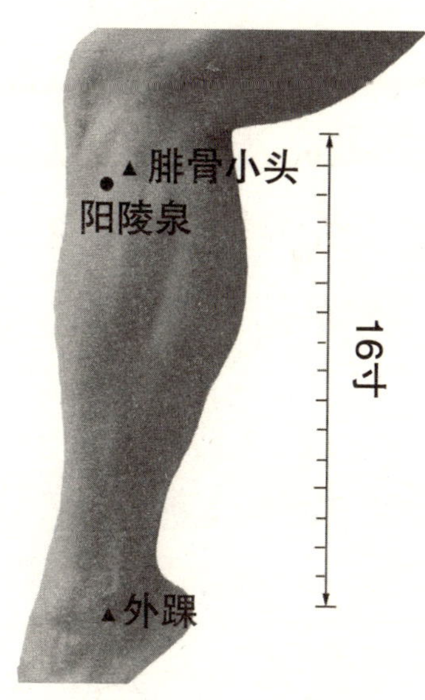

图 2－47　阳陵泉

【足部胰反射区】

取法：足底内侧缘第 1 跖趾关节下方区域。

（五）头部的指压治疗

头部指压治疗的操作方法如下：

（1）四指并拢，从印堂向后推过百会，两手轮流推。做 200 次。

（2）四指并拢，从攒竹往颞部方向推，

从耳朵上方绕过，到达风池。做 200 次，以有轻松舒适感为宜，手法要轻快。

（3）将大拇指尖压在风池穴上，其他四指自由摆动，犹如仙鹤展翅，微微用力。做 200 次。

（4）以双手手指紧紧地按住头顶部，微微颤抖用力。做 300 次，速度要快而有力。

（5）拇指按揉水沟、廉泉、承浆，每穴约半分钟。

【印堂】

取法：在额部，当两眉头连线之中点（图 2－48）。

【百会】

按压该穴，对于长期忧郁不安、情绪不佳、头昏、脑胀、胸闷、失眠均有很好的调理和保健作用。

取法：在头部，当前发际正中直上 5 寸，或两耳尖连线的中点处（图 2－49）。

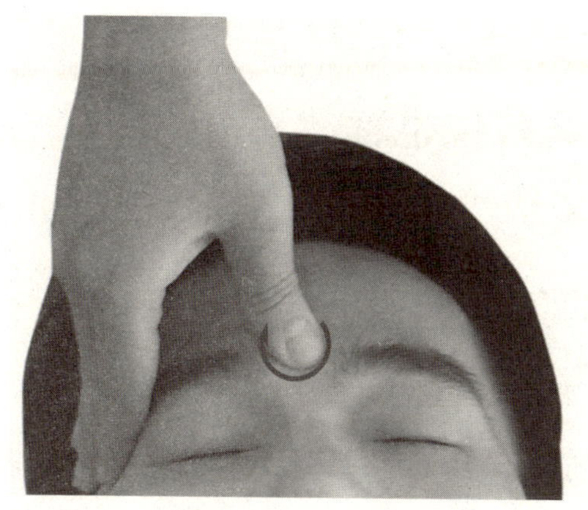

图 2－48　印堂

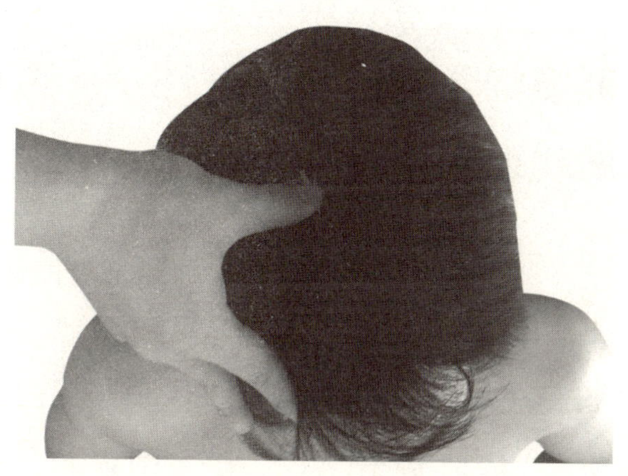

图 2－49　百会

命名：百，数量词，多的意思；会，交会；“百会”指手足三阳经及督脉的阳气在此交会。本穴在人的头顶，在人的最高处，因此人体各经上传阳气都交会于此，所以名“百会”。此穴位也称“顶中央穴”、“三阳五会穴”、“天满穴”、“天蒲穴”、“三阳穴”、“五会穴”、“巅上穴”。

【攒竹】

攒竹穴不仅对急性腰扭伤具有良好的治疗效果，还能够改善头痛、头晕等多种症状。尤其对于用眼过度，眼睛胀痛、眉棱骨痛的情况，只要经常正确按压攒竹穴，就可以达到改善的效果。

取法：在面部，当眉头陷中，眶上切迹处（图2－50）。

命名：攒，聚集的意思；竹，指山林之竹；“攒竹”指膀胱经湿冷水气由此吸热上升。此处穴位的物质是睛明穴上传而来的水湿之气，因其性寒吸热上行，与睛明穴内提供的水湿之气相比，由本穴上行的水湿之气量小，如同捆扎聚集的竹竿小头一样，所以名“攒

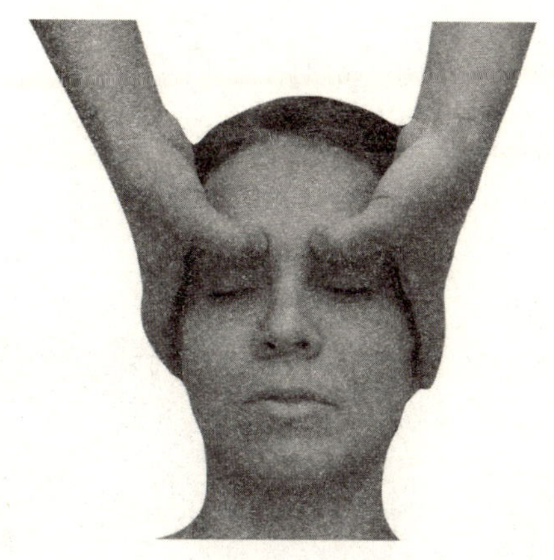

图 2－50　攒竹

竹”。攒竹穴有很多别名，如“眉本”、“始光”、“夜光”、“明光”等。“眉本”的意思是指此处穴位气血的强弱关系到眉发的荣枯。“始光”的意思是说膀胱经气血在此处由寒湿之状变为阳热之状。

【风池】

该穴对于头痛、眩晕、热病汗不出、中风不语、瘿气、颈项强痛、目不明、目泣出、目赤痛、眼目生花、耳病、鼻衄、痉挛不收等疾病有很好的防治保健作用。

取法：在项部，当枕骨之下，与风府相平，胸锁乳突肌与斜方肌上端之间的凹陷处（图 2－51）。

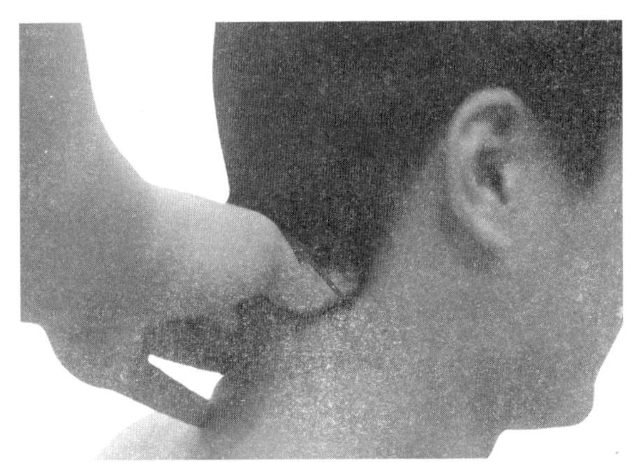

图 2－51 风池

命名：风，指穴内物质为天部的风气；池，屯居水液之器，这里指穴内物质富含水湿。“风池”指有经气血在此穴位化为阳热风气。脑空穴传来的水湿之气至本穴后，受外部之热，水湿之气胀散并化为阳热风气，然后疏散于头颈各部，所以名“风池”，也称“热府穴”。“热府”的意思是指本穴气血的变化为受热膨胀。因为本穴吸热胀散的阳热风气不仅传输胆经，也输向阳维脉所在的天部层次，所以是足少阳、阳维之交会处。

【水沟】

如果有人突然因中风而眩晕、昏迷、不省人事，只要用指甲尖稍稍用力掐按患者的水沟穴，就能够对患者进行急救，所以，这个穴位被认为是中国传统医学中的急救要穴。

取法：在面部，当人中沟的上三分之一与中三分之一交点处（图 2－52）。

命名：水，指穴内物质为地部经水；沟，

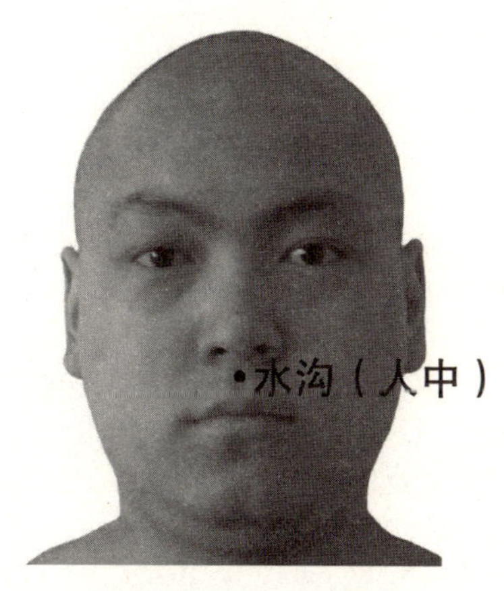

图 2－52　水沟

水液的渠道；“水沟”指督脉的冷降水液在此循地部沟渠下行。本穴物质为素髎穴传来的地部经水，在本穴的运行为循督脉下行，本穴的微观形态如同地部的小沟渠，所以名“水沟”，也称“人中”、“鬼客厅”、“鬼宫”、“鬼市”、“鬼排”。“人中”指本穴位在头面天地人三部中的人部，即鼻唇沟中部。“鬼客厅”指穴内气血为来自天部之气的冷降水液。本穴位处督脉，督脉气血以阳气为主，地部经水稀少，本穴气血则为地部经水，地部经水如同督脉气血的宾客一般，所以名“鬼客厅”。

【廉泉】

如果因为受了风寒或者患中风之后，舌头不能转动、不能说话，或者大舌头、舌肿难言，流口水，可以按压廉泉穴，能够起到缓解症状的作用。

取法：在颌下部，当前正中线上，喉结上方，舌骨上缘凹陷处（图 2－53）。

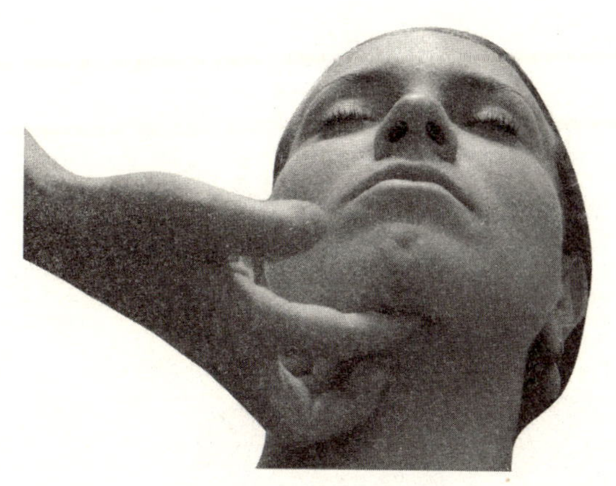

图 2－53　廉泉

命名：廉，廉洁、收廉的意思；泉，水的意思；“廉泉”指任脉气血在此冷缩而降。天突穴传来的湿热水气至本穴后散热冷缩，由天之上部降至天之下部，本穴如同天部水湿的收廉之处，所以名“廉泉”，也称“本池穴”、“舌本穴”、“结本穴”。“本池”指本穴为任脉水湿的收聚之地。“舌本”指本穴聚集的天部水湿为任脉气血的来源根本。因为任脉气血在此位处天之下部，天之上部的气血为空虚之状，阴维脉的气血随之而入，所以此穴也是阴维、任脉的交会穴。

【承浆】

取法：在面部，当颏唇沟的正中凹陷处（图 2－54）。

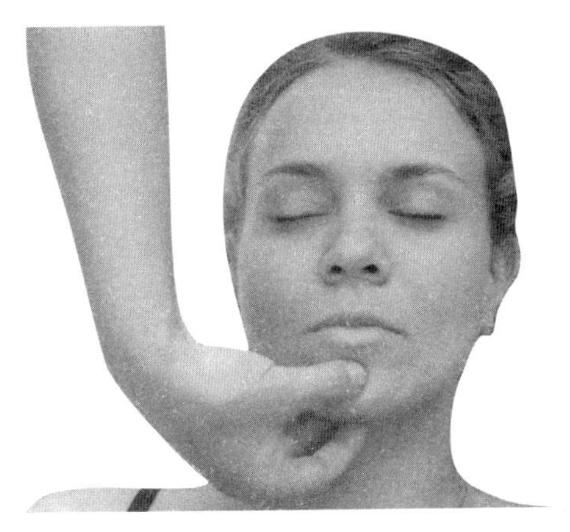

图 2－54　承浆

命名：承，承受也；浆，水与土的混和物也；“承浆”指任脉的冷降水湿及胃经的地部经水在此聚集。胃经地仓穴传来的地部经水以及任脉廉泉穴冷降的地部水液至本穴后为聚集之状，本穴如同地部经水的承托之地，故名。此穴位又名“天池穴”、“鬼市穴”、“羕浆穴”。“天池”指本穴物质为地部水液。“鬼市”指本穴为地部经水的集散之地。“兼浆”指穴内物质为地部经水。

九、阴虚热盛型糖尿病的症状及指压疗法

（一）症状

（1）口渴，喜食冷饮。

（2）急躁易怒，心情烦躁。

（3）怕热。

（4）小便量少，色黄。

（5）食欲旺盛，易饥饿。

（6）大便秘结。

（7）舌尖发红，舌苔黄。

（8）易上火。

（二）指压疗法

先以通用按摩法治疗，通用按摩中加大对背部大椎、肾俞，上肢合谷、曲池、鱼际，下肢三阴交、太溪、照海、内庭等腧穴的按

揉力度，时间增长至每穴 1 分钟。然后再进行下述部位的按摩治疗：

（1）背部按摩：用力按揉陶道、身柱，每穴按 1 分钟。

（2）上肢部按摩：用拇指按揉双侧劳宫、阴郄，每穴按揉 1 分钟。

【陶道】

该穴对发热、疟疾、头痛、项背强痛、癫痫、精神分裂症均有调理作用。

取法：在人体后背部，当后正中线上，第 1 胸椎棘突下凹陷处。

命名：陶，金玉之属也，指穴内物质为天部肺金之性的温热之气；道，通行的道路也；“陶道”指督脉阳气散热后在此化为温热之气。身柱穴传来的强劲阳气至本穴后，虽散热化为温热之性，但仍循督脉向上而行，故名。

【身柱】

该穴可提高机体的免疫力，与陶道穴配

合使用具有清热之效。

取法：在人体后背部，当后正中线上，第3胸椎棘突下凹陷处（图2－55）。

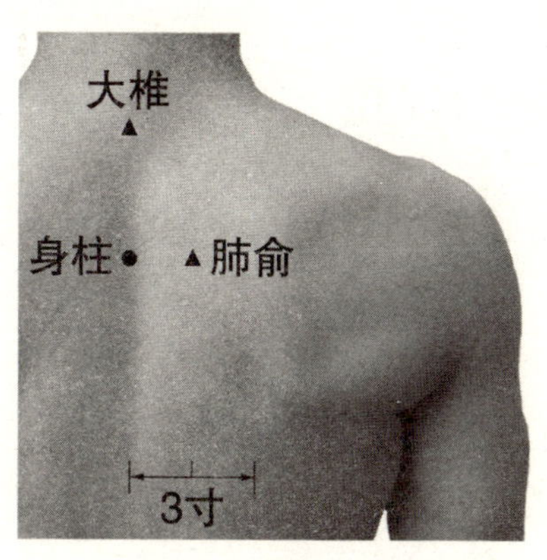

图2－55　身柱

命名：身，身体的意思；柱，支柱的意思；“身柱”指督脉气血在此处穴位吸热后，化为强劲饱满之状。神道穴传来的阳气到达本穴后，因受体内外传之热而进一步胀散，胀散之气充斥穴内，并快速循督脉传送，使督脉的经脉通道充胀，如皮球充气而坚，可承受重负一样，所以名“身柱”。

【劳宫】

该穴对善怒、烦渴之糖尿病具有很好的疗效。

取法：在人体的手掌心，即握拳屈指时，中指尖所接触的部位（图 2－56）。

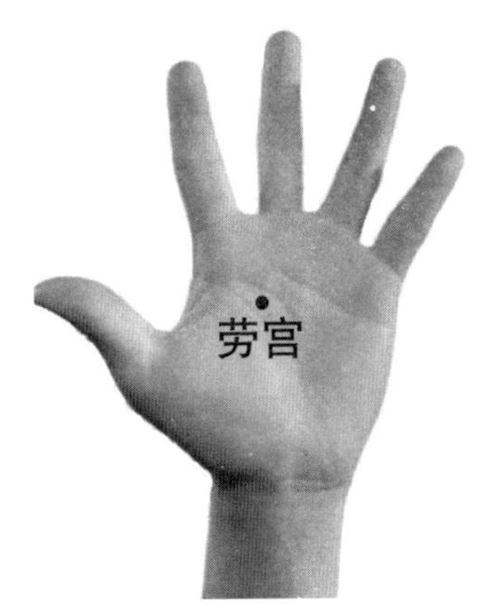

图 2－56　劳宫

命名：劳，劳作的意思；宫，宫殿的意思；“劳宫”指心包经的高热之气在此处穴位带动脾土中的水湿气化为气。中冲穴传来的高温干燥之气行至本穴后，高温之气传热于脾土，使脾土中的水湿随之气化，穴内的地部脾土未受其气血之生，反而付出其湿，如人的劳作付出一样，所以名“劳宫”，也称“五里穴”、“鬼路穴”、“掌中穴”。“五里”指穴内气血场的覆盖范围如同五里一样广。“鬼路”指穴内气血来自地部。“掌中”指本穴位于手掌，又指穴内气血来自掌中。

【阴郄】

该穴可宁心安神，清心除烦。对于神经衰弱、多汗等症状具有很好的调理作用。

取法：在前臂掌侧，当尺侧腕屈肌腱的桡侧缘，腕横纹上0.5寸。

命名：阴，指手少阴经；郄，意为空隙，指气血深聚之处。本穴为手少阴心经的郄穴，故名。

十、阴虚热盛型糖尿病的辅助疗法

阴虚热盛型糖尿病可选用以下食疗方进行调理：

（1）猪肚丸：黄连150g，麦冬、知母、花粉各120g，乌梅45g，研为末放入猪肚内，煮熟捣烂，制成黄豆大小的丸子，每服50丸，一日2次。

（2）麦冬、黄连、干冬瓜各10g，水煎服，代茶饮。

（3）枸杞30g，瓜蒌根、石膏、黄连各9g，甘草6g，水煎服，代茶饮。

（4）山药15g、天花粉15g，同粳米煮粥服用。

（5）西瓜皮、冬瓜皮各15g，天花粉12g，水煎服，代茶饮。

（6）生白茅根30g，水煎服，每日1剂，代茶饮。

十一、气阴两虚型糖尿病的症状及指压疗法

（一）症状

（1）易疲劳，总感觉乏力，做什么都提

不起精神。

（2）气短，不爱说话。

（3）爱出汗，睡醒后满身是汗。

（4）小便量少、色黄，大便秘结。

（5）手足心热，胸中烦闷。

（6）自觉心跳加快，胸前不适。

（7）睡眠不好。

（8）舌红、舌体胖大、舌苔薄。

（二）指压疗法

先以通用按摩法治疗，通用按摩中加大对胸腹部膻中、中脘、气海、关元，背部肺俞、心俞、脾俞、肾俞，上肢太渊，下肢三阴交、太溪、照海、足三里，头面部印堂、百会等腧穴的按揉力度，时间增长至每穴1分钟。然后再进行如下部位的按摩治疗：

（1）上肢部按摩：用拇指按揉双侧神门穴，每穴按1分钟。

（2）头部按摩：用拇指按揉神庭、四神

聪，每穴按1分钟。

【神门】

经常按压神门穴，能够提神解乏，有助于改善精神状况。

取法：在腕关节的掌侧，尺侧腕屈肌腱的桡侧凹陷处（图2－57）。

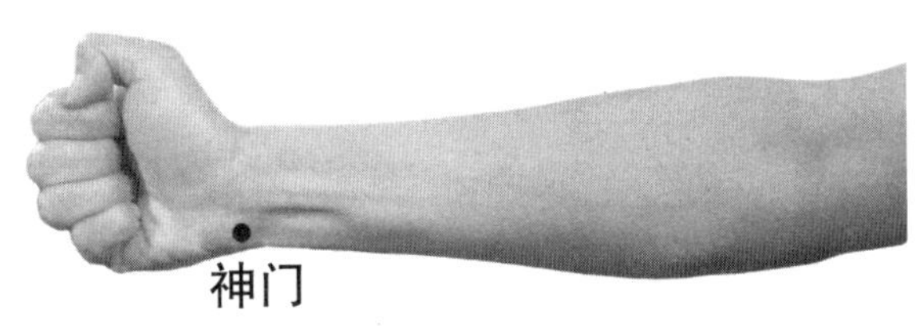

图2－57　神门

命名：神，神魂、魂魄、精神的意思；门，出入之处为门。本穴属心经，心藏神，因此能够治疗神志方面的疾病。按摩此穴位，能够打开心气的郁结，使抑郁的神志得以舒畅，使心神能够有所依附，所以名叫

“神门穴”。

【神庭】

“头晕、呕吐、眼昏花，神庭一针病如抓”，可见该穴具有很好的保健和调理作用。

取法：在人体头部，当前发际正中直上0.5寸处（图2－58）。

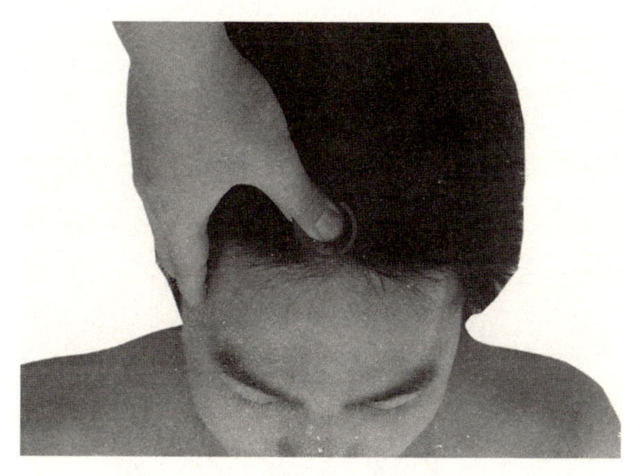

图2－58 神庭

命名：神，天部之气的意思；庭，庭院的意思，这里指聚散之所；“神庭”指督脉的上行之气在此聚集。来自胃经的热散之气和膀胱经的外散水湿在本穴为聚集之状，本穴如同督脉天部气血的汇聚之地，所以名“神庭”，也称“天庭穴”。因为本穴物质主要为足阳明胃经提供的湿热水气和足太阳膀胱经提供的外散水湿，所以是足太阳、阳明之交会处。

【四神聪】

该穴常用于治疗神经性头痛、脑血管病、高血压、神经衰弱、精神病、小儿多动症、血管性痴呆、大脑发育不全等。

取法：百会穴前后左右各 1 寸，共 4 穴（图 2－59）。

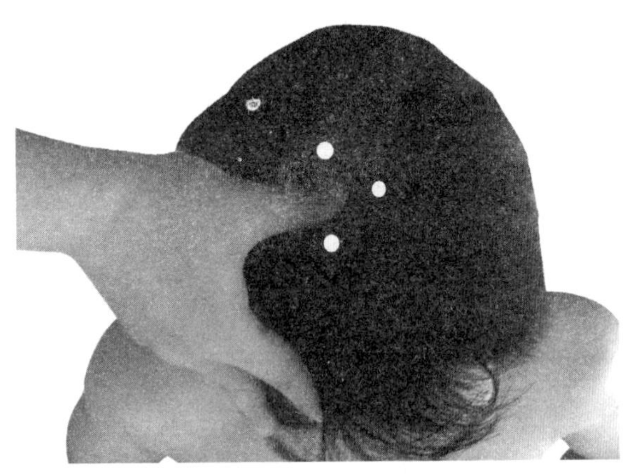

图 2－59　四神聪

十二、气阴两虚型糖尿病的辅助疗法

气阴两虚型糖尿病可选用以下食疗方进行调理：

（1）黄芪 30g，蜜炙甘草 20g，水煎服，代茶饮。

（2）六神散：莲房、干葛、枇杷叶、瓜蒌根、黄芪、甘草各等份，每服 12g，每日 1 次。

（3）二冬汤：天冬、麦冬各 6g，花粉、黄芩、知母各 3g，人参、甘草各 1.5g，荷叶 3g。水煎服，每日 1 剂。

（4）白术散：人参、白术、白茯苓、木香、藿香叶、干葛、甘草各 30g，研为末，每服 3～6g，每日 1 次。

（5）黄芪山药粥：黄芪、山药各 30g，同粳米煮粥，适用于糖尿病尿糖不降者，对减轻尿糖有一定作用。

（6）生地、黄芪各 30g，山药 90g。水煎服，代茶饮。

（7）生地120g，天冬60g，红参60g，首乌180g，胎盘1具或河车粉60g。研为细末，炼蜜为丸，每日2次，每次1丸。适用于老年糖尿病，热症不明显，气阴两虚者。

十三、阴阳两虚型糖尿病的症状及指压疗法

（一）症状

（1）脸色苍白没有光泽。

（2）耳鸣。

（3）怕冷，手足冰凉。

（4）腰膝酸软无力。

（5）有时忽然身热不适。

（6）有时睡醒浑身是汗。

（7）小便量大，色清。

（8）大便不成形。

（9）有的男性出现阳痿、早泄。

（10）舌淡红，舌体胖大，边有齿痕，舌苔薄白或白腻。

（二）指压疗法

先以通用按摩法治疗，通用按摩中加大对胸腹部气海、关元、神阙，背部命门、肾俞，下肢三阴交、太溪、照海、复溜等腧穴的按揉力度，时间增长至每穴1分钟。然后再进行如下部位的按摩治疗：

（1）胸腹部按摩：用食、中、无名三指按揉石门穴，按1分钟。

（2）上肢部按摩：用拇指按揉两侧阳池、阳谷，每穴按1分钟。

（3）足部按摩：用拇指按揉两侧公孙穴，每穴按1分钟。

【石门】

本穴与气海、关元合称丹田，善补阴中之阳。

取法：在人体的下腹部，前正中线上，

当脐中下2寸（图2－60）。

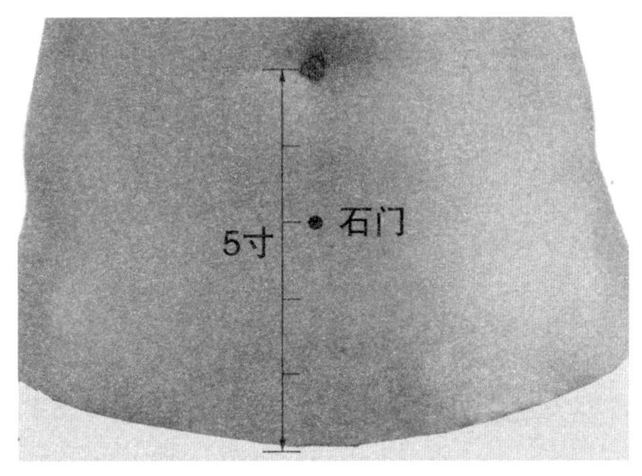

图2－60　石门

命名：石，肾主之水也；门，出入的门户也；“石门”指任脉气血中的水湿在此再一次冷缩。关元穴传来的水湿云气至本穴后再一次散热冷缩为天之下部的水湿云气，只有少部分水湿吸热后循任脉上行，本穴如同任脉水湿之关卡，故名。此穴位又名“利机穴”、“精露穴”、“丹田穴”、“命门穴”、“端田穴”。“利机”指本穴承传的阴柔水湿之气有通利、濡润人体全身关节的作用。“精露”指本穴有明显的水湿之气循任脉上行。“丹田”为道家术语，道家视脐下部位为丹田。“命门”指本穴的上行之气有维系人体性命的作用。“端田”指任脉的滞重水湿之气在此上升至尽头，唯有清气方可上行。

【阳池】

阳池穴是支配人体全身血液循环及激素分泌的重要穴位，只要刺激这个穴位，就可以改善血液循环，并且平衡体内激素的分泌，对于口干、烦闷的糖尿病症状具有较好疗效。

取法：在人体的手腕部位，即腕背横纹上，前对中指和无名指的指缝（图 2－61）。

命名：阳，指天部阳气；池，指屯物之器；“阳池”指三焦经气血在这个穴位处吸热后化为阳热之气。中渚穴传来的弱小水湿之气到达本穴后，受外部的传入之热，并吸热胀散化为阳热之气，就像阳气的生发之池一样，所以名“阳池”，也称“别阳穴”、“发阳

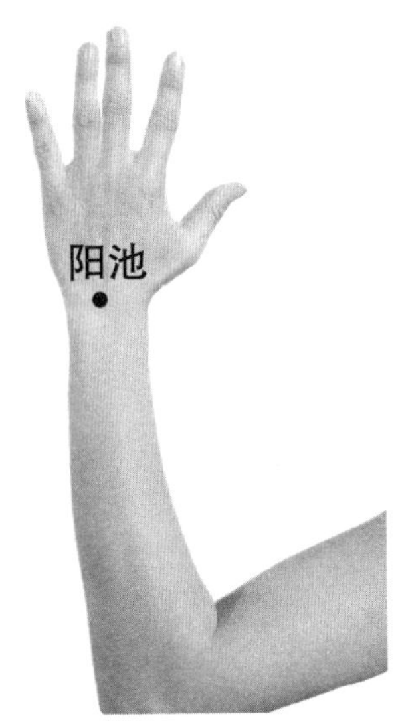

图 2－61　阳池

穴”。“别阳”指三焦经的阳气由此别走手厥阴心包经。“发阳”指三焦经在此生发阳气。

【阳谷】

按摩阳谷穴可以疏通经络，调和营卫，使气血得以顺畅运行，能够促进整个人体的新陈代谢，协调脏腑功能，有效增强机体的抗病能力。长时间伏案工作的人，如果感到头晕眼花的话，可以按摩此处穴位，能够明目安神。此外，经常按压此处穴位对于经常性耳鸣也具有良好的疗效。

取法：在人体的手腕尺侧，当尺骨茎突与三角骨之间的凹陷处（图 2-62）。

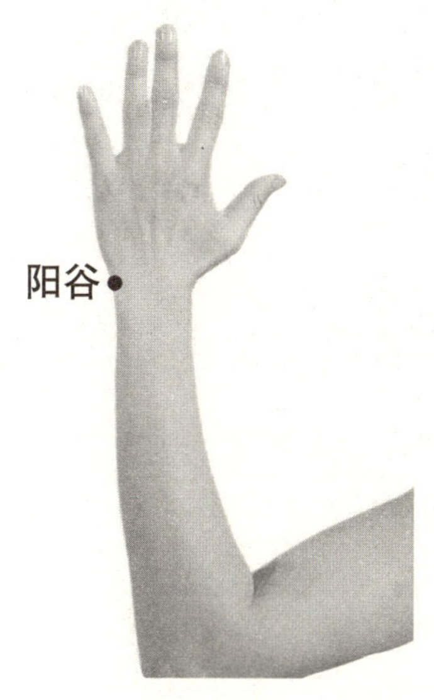

图 2-62　阳谷

命名：阳，阳气的意思；谷，指两山所夹空虚之处；“阳谷”指小肠经气血在此吸热后化为天部的阳热之气。腕骨穴传来的湿热水气到达本穴后，水气进一步吸热气化上行至更高的天部层次。本穴如同阳气的生发之谷，所以名叫“阳谷”。因为气血物质在此处穴位的变化是吸热胀散循经传输，动而不居，所以是小肠经经穴。在五行中，此穴属火。因为本穴的气血物质为腕骨穴传来的湿热水气，到达本穴后进一步吸热胀散，胀散之气上炎天部，有火的炎上特征，所以属火。

【公孙】

公孙穴也是养生保健的重要穴位。

取法：位于人体足内侧缘，当第 1 跖骨基底部的前下方（图 2－63）。

命名：公孙，即公之辈与孙之辈，指此处穴位内的气血物质与脾土之间的关系。在五行中，脾经物质属土，其父为火，其公为木，其子为金，其孙为水。此穴内物质来自两个方面，一是太白穴传来的天部之气；二是地部孔隙传来的冲脉高温经水。脾经与冲脉的气血在此穴相会后化成了天部的水湿风

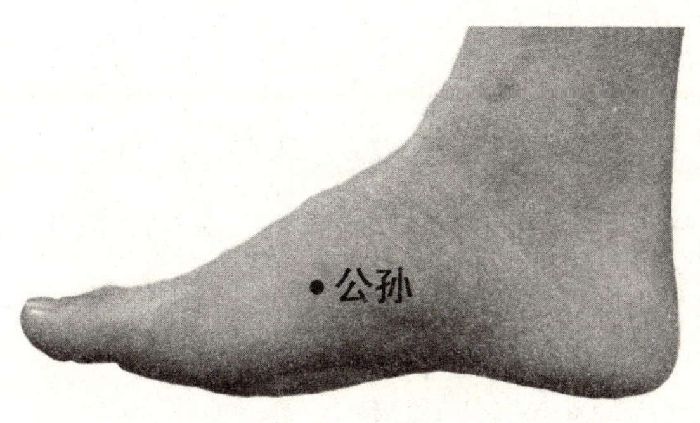

图 2－63　公孙

气。因为此穴位于人的足部，在地球引力作用下，冲脉流至公孙穴的物质为下行的水液，流行的通道是冲脉的体内经脉，所以，冲脉气血出公孙穴后就会快速气化。此穴也是足太阴络穴，因为此穴物质为天部水湿风气，并横向疏散至脾胃二经，有联络脾胃二经各部气血的作用。

十四、阴阳两虚型糖尿病的辅助疗法

阴阳两虚型糖尿病可选用以下食疗方进行调理：

（1）元参 20g，熟地 15g，麦冬 12g，山萸肉 12g，巴戟天 15g，五味子 6g，肉桂 6g。水煎代茶饮，适用于阴阳两虚型糖尿病患者。

（2）五灵脂、黑豆各等份，研末，每服 6g，每日 2 次，冬瓜煎汤调服。

（3）元参 15g，肉桂 9g，山萸肉 12g，麦冬 12g，北五味 3g。水煎服，每日 1 剂，适用于阴阳两虚型糖尿病患者。

十五、血瘀气滞型糖尿病的症状及指压疗法

（一）症状

（1）说话有气无力或中气不足，经常觉得疲累、不想说话。

（2）脸色苍白或比较黯淡，皮肤粗糙。

（3）经常心悸、胸闷，或阵发性心胸疼痛。

（4）肢体容易麻木甚至疼痛，手足逆冷

或发热。

（5）出现糖尿病并发症。

（6）舌头发紫、发暗，甚则有瘀斑、瘀点。

（二）指压疗法

先以通用按摩法治疗，通用按摩中加大对胸腹部中脘、气海、中府、期门、章门，背部膈俞，上肢合谷，下肢血海、太冲、阳陵泉等腧穴的按揉力度，时间增长至每穴1分钟。然后再进行如下部位的按摩治疗：

（1）胸腹部按摩：用食、中、无名三指按揉天池穴，按揉1分钟。

（2）上肢部按摩：用拇指按揉双侧内关、曲泽，用中指弹拨极泉，每穴按摩1分钟。

（3）足部按摩：用拇指按揉厉兑、委中穴，每穴按揉1分钟。

【天池】

心脏的泵血能力下降时，流向肌肉的血

液就不足以满足需要，人们常会感到身体不舒服、四肢无力、头痛，吸气的时候好像胸中有杂音，甚至腋窝下面出现肿块。按压天池穴，可使上述情况好转。

取法：在人体的胸部，第四肋间隙，乳头外侧 1 寸处。

命名：天，天部的意思；池，储液之池；“天池”指心包外输的高温水气在此处穴位冷凝为地部经水。这个穴位在乳头外侧，乳头为人体体表的高地势处，因此，这个穴位也位于高地势处，即天部。膻中穴传来的高温水气到达本穴后散热冷降为地部经水。本穴气血既处高位又为经水，所以名“天池”，也称“天会穴”。“天会”指心包经外输的高温水气在此汇合。

【内关】

经常按摩该穴，对心脑血管疾病和消化系统疾病具有很好的保健作用。

取法：在人体的前臂掌侧，从近手腕的横皱纹的中央，往上大约 3 指宽的中央部位（图 2－64）。

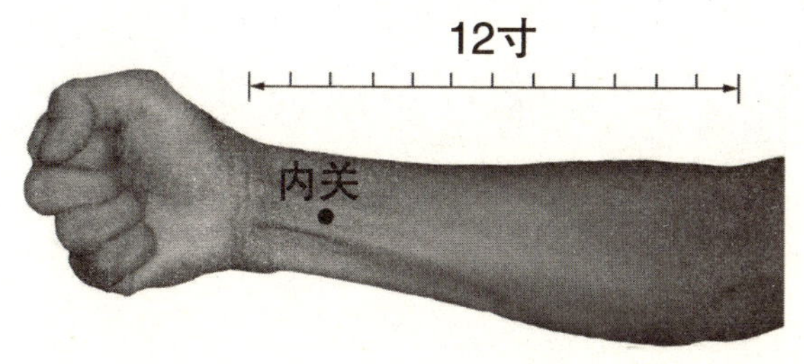

如 2－64　内关

命名：内，内部；关，关卡；“内关”指心包经的体表经水由此穴位注入体内。间使穴传来的地部经水流至本穴后，由本穴的地部孔隙从地之表部注入心包经的体内经脉，心包经体内经脉经水的气化之气无法从本穴的地部孔隙外出体表，如同被关卡阻挡住了一样，所以名“内关”，也称“阴维穴”。

【曲泽】

该穴位具有护肝的功效，对于肌肉痉挛、手足抽搐、心胸烦热、头晕脑涨等症状非常有效。按摩本穴对身热、烦渴等糖尿病症状具有很好的调节作用。

取法：在人体的肘横纹中，当肱二头肌腱的尺侧缘（图 2－65）。

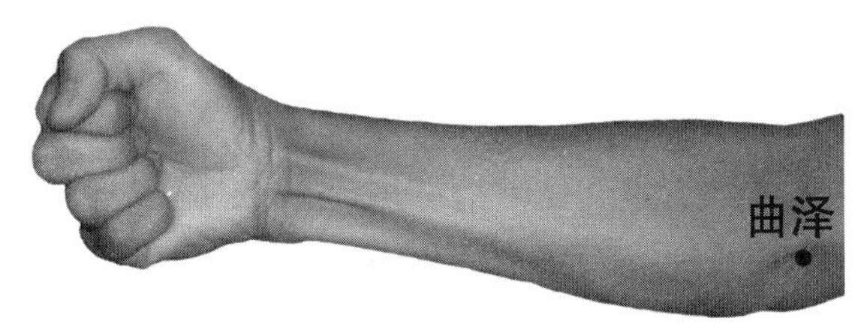

图 2－65　曲泽

命名：曲，隐秘的意思；泽，沼泽的意思；“曲泽”指心包经气血在此汇合。虽然心包经上、下二部经脉的经气在这里汇合并散热冷降，表现出水的润下特征，但是从天泉穴下传本穴位的经水仍然大量气化水湿，这个穴位就像热带沼泽一样生发气血，所以名“曲泽”。本穴物质一为天泉穴下传的地部经水和天部的冷湿水气，二为心包经肘以下各穴上行而至的水湿之气，上、下二部经脉的气血在本穴为汇合之状，是心包经合穴。

【极泉】

弹拨极泉穴可缓解心经郁滞的病症。心跳加快，并且感到胸闷、头晕、头疼、出汗、浑身无力，甚至不思饮食时，只要弹拨极泉穴就能够使心气舒畅。

取法：位于人体的两腋窝正中，在腋窝下的两条筋脉之间，腋动脉的搏动之处。

命名：极，高的意思；泉，心主血脉，如水之流，故名泉；“极泉”指最高处的水源，也就是说这处穴位在心经的最高点上，所以名叫“极泉穴”。

【厉兑】

经常按压厉兑穴可改善白天困乏、晚上失眠的情况。

取法：在人足第2趾末节外侧，距趾甲角0.1寸处。

命名：“厉”指危、病；“兑”的意思是“口”。中医把胃称为水谷之海，我们的身体接受食物必须要使用口，而此处穴位主要治疗口噤不能食、口㖞，以及胃肠等方面的疾病，所以名叫“厉兑”。

【委中】

按摩委中穴有强化腰腿力量，祛除腰酸、背痛的效果。

取法：腘横纹中点，当股二头肌腱与半腱肌肌腱的中间（图2－66）。

命名：委，堆积的意思；中，穴内气血所在为天、人、地三部的中部，“委中”指膀胱经的湿热水气在这里聚集。此穴物质是膀

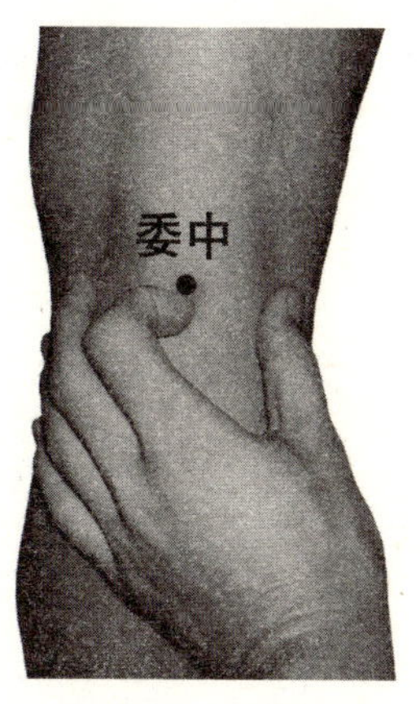

图 2－66　委中

胱经膝下部各穴上行的水湿之气，吸热后的上行之气，在穴中呈聚集之状，因此称“委中”。此穴位也称“腘中穴”、“郄中穴”、“血郄穴”。“郄中”指膀胱经气血在此聚集，出入缓慢。膀胱经膝下部各穴上行的水湿之气，在本穴为聚集之状，气血的输出输入皆较缓慢，如从孔隙中出入一般，故名。“血郄”名意指本穴气血为膀胱经水湿吸热后的气化之气，亦即是血的气态物。

十六、血瘀气滞型糖尿病的辅助疗法

血瘀气滞型糖尿病可选用以下食疗方进行调理：

（1）中山四物汤：金针（黄花菜）100g、黑木耳 50g、豆腐 100g、黄豆芽 250g，共入锅中加水适量煮汤，待熟后加盐、素油、味精各少许即成，每日 1 次，可常服。

（2）菊花 3g、草决明 15g、生山楂 15g，放入杯中，沸水冲泡，盖杯盖闷 30 分钟，代茶饮。

（3）菊花、金银花、山楂各 15g，桑叶 10g，放入杯中，沸水冲泡，盖杯盖闷 30 分钟，代茶饮。

十七、糖尿病的并发症

人们都知道糖尿病对人类健康的危害很大，但是如果让你确切地说出糖尿病有哪些表现，也许有些患者一时还不能准确地列举出来，这是因为糖尿病的危害常常以间接形式表现出来。

糖尿病作为一种慢性病，就疾病本身来说并不会给患者带来很多不便，甚至有许多患者是在不知不觉中发病，因此许多患者即使知道自己患上了糖尿病也不当回事。然而他们不知道，如果长时间不进行必要的常规检查和积极正确的治疗，必将引起糖尿病对人体的真正危害——糖尿病并发症。等到发生糖尿病并发症时，后悔已经来不及了。每年都有很多糖尿病患者因为对糖尿病知识的缺乏而付出沉重代价。所以请患者牢记：糖尿病的真正危害不是多喝几杯水、多上几次厕所，而是它所带来的各种并发症。并发症严重时可以致残，甚至危及生命。

糖尿病并发症分为急性、慢性两类。

急性并发症一旦发现必须送医院进行治疗，否则会危及生命。糖尿病急性并发症包括糖尿病酮症酸中毒（Ⅰ型糖尿病常见）、糖尿病高渗性昏迷（Ⅱ型糖尿病常见）、低血糖症、各种急性感染及乳酸酸中毒（Ⅱ型糖尿病常见）等，其中乳酸酸中毒是Ⅱ型糖尿病患者在服用大剂量双胍类降糖药物时出现的一种严重急性并发症，发病率很低，但一旦发生死亡率很高。

慢性并发症包括糖尿病高血压、糖尿病肾病、糖尿病心脑肢体大血管病变、糖尿病神经病变、糖尿病眼病、糖尿病足部及皮肤病变等。慢性并发症是患者长期血糖控制不理想的一种日积月累的结果，是导致糖尿病患者致残、生活质量下降的主要原因。临床研究表明：患者如果能长期有效地控制血糖，将能阻止或延缓慢性并发症的发生和发展。

十八、糖尿病性高血压的指压疗法

（一）糖尿病性高血压

糖尿病患者高血压的患病率为非糖尿病

患者的两倍，且糖尿病患者高血压患病率的高峰期比正常人提早 10 年出现，而伴有高血压者更易发生心肌梗死、脑血管意外及末梢血管病变，并加速视网膜病变及肾脏病变的发生和发展。

（二）糖尿病性高血压的防治

糖尿病性高血压的防治应做到以下几点：

（1）了解高血压的健康知识。

（2）监测血压，了解自己的血压水平，发现高血压后应高度重视，进行积极治疗。

（3）合理调节饮食，控制每日总热量，减少动物脂肪的摄入；限制食盐，每人每日不应超过 6g；少饮酒，戒烟；适量进行体育锻炼。

（4）控制情绪，避免精神紧张，保持健康的心理状态，可以有效控制血压、血糖波动。

（5）减轻体重是最有效的治疗策略。

（6）慎重选择药物。

（三）糖尿病性高血压的指压疗法

先以通用按摩法治疗，通用按摩中加大对上肢合谷、曲池，下肢三阴交、涌泉、太溪、太冲、足三里、丰隆，头面部百会、风池等腧穴的按揉力度，时间增长至每穴1分钟。然后再用如下方法进行按摩治疗：

（1）拿五经：叉开五指，中指置于前发际中点，五指同时用力从前发际按压至后发际。

（2）扫少阳：双手拇指同时从耳前扫至耳后。

（3）推弓桥：弓桥即同胸锁乳突肌平行的条形区，由上至下推。

（4）用拇指按揉阳溪、行间，每穴1分钟。

【阳溪】

阳溪穴有疏通气血、通经清瘀的功能，对于热病、心烦、血压升高具有调理作用。

取法：手掌侧放，翘起拇指，在手腕背

侧，腕横纹桡侧两筋间凹陷中（图 2－67）。

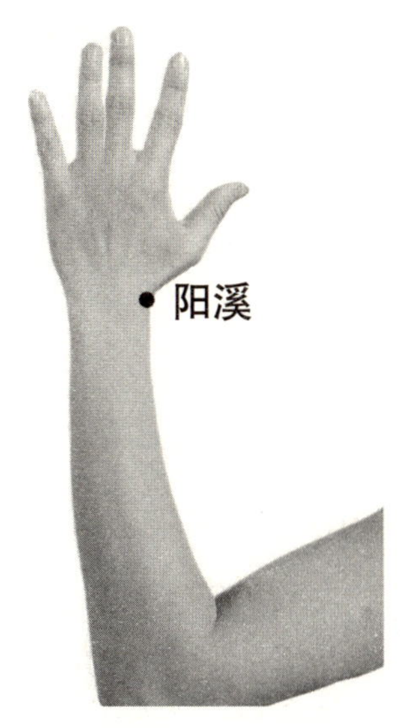

图 2－67　阳溪

命名：阳，热、有热气的意思，指此处穴位的气血物质为阳热之气；溪是路径的意思。大肠经的经气在此处吸收热气后，蒸腾上升行到天部。阳溪穴在手腕上侧的横纹前，两筋的凹陷中，形似小溪，其穴又属于阳经，故名“阳溪”。本穴又名“中魁穴”，指此处穴位向大肠本经输送阳热之气。

【行间】

按摩行间穴对高血压、青光眼、结膜炎、睾丸炎、功能性子宫出血、肋间神经痛等具有良好的保健防治作用。

取法：在足部，第1、2趾间，趾蹼缘的后方赤白肉际处（图2－68）。

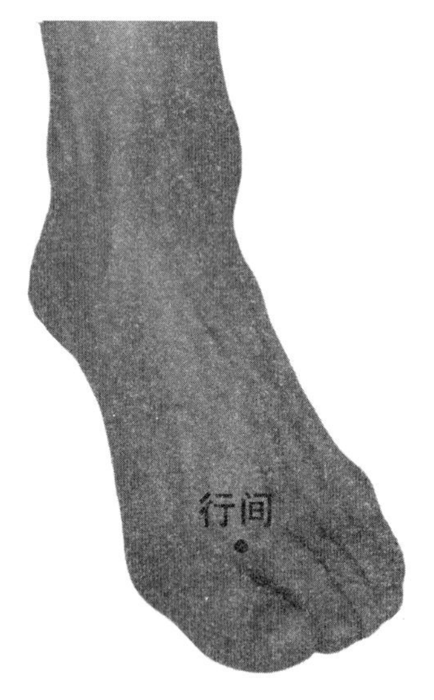

图2－68　行间

命名：行，行走、流动、离开也；间，二者当中也；“行间”指肝经的水湿风气由此顺传而上。本穴物质为大敦穴传来的湿重水气，至本穴后吸热并循肝经向上传输，气血物质遵循其应有的道路而行，故名。

十九、糖尿病性高血压的辅助疗法

糖尿病性高血压可选用以下食疗方进行调理：

（1）鲜萝卜适量，榨汁饮服，1日2次，每次1小酒杯。

（2）海带30g洗净后切成细丝，玉米须略清洗后，与海带丝一同放入砂锅中，加适量水煮成汤食之。

（3）芹菜50g，大米50g。将芹菜洗净去叶梗与大米煮成粥，叶子洗净煎汁，待粥煮沸后加入即可。

（4）白梅花5g，白菊花6g，粳米50～100g。取粳米煮成粥，将白梅花、白菊花冲净，待粥将熟时加入两种花稍煮即可。

（5）取菊花15～20g冲洗干净后，放砂锅内加适量清水及食盐少许，煮成汤，饮汤即可。菊花性凉味甘，可清肝明目，养血息风，平肝解毒，具有显著的解热降血压的作用。

（6）罗布麻叶、山楂、五味子各适量，用开水冲泡后代茶饮。

（7）冬瓜250～500g，草鱼200～250g。将冬瓜去皮之后切成片，备用，草鱼去鳞及内脏后洗净，放入素油锅内煎至金黄色，再与冬瓜一起放入砂锅中，加清水适量，煲3～4小时，再加盐、味精各少许调味服用。

（8）绿豆、海带各100g，粳米150～250g。先将水煮开后，放入绿豆及切碎的海带，再入大米，煮成粥。经常作晚饭食用。

（9）黑木耳6g，洗净，清水浸泡1夜，放锅内蒸1小时，再加冰糖适量，睡前服。

二十、糖尿病性肾病的指压疗法

（一）糖尿病性肾病

糖尿病性肾病是对糖尿病患者危害极为严重的一种病症，也是糖尿病患者的主要死亡原因之一。病变可累及肾血管、肾小球、肾小管和间质。较常见的肾脏损害是糖尿病性肾小球硬化症、小动脉性肾硬化、肾盂肾炎、肾乳头坏死、蛋白尿等。其中糖尿病性肾小球硬化症是糖尿病特有的肾脏并发症，临床上通常称其为糖尿病性肾病。长期血糖控制不佳将引起对肾脏的损害，患者最终可能出现全身水肿、蛋白尿、尿毒症，而死于肾功能衰竭。

早期肾损害表现为尿常规检查蛋白阴性，尿微量白蛋白升高（尿白蛋白排泄率＞20μg/min），积极治疗可以逆转。中期肾损害表现为尿常规检查蛋白阳性，血肌酐（Cr）、尿素氮（BUN）正常（即肾功能正常）。晚期肾损害表现为尿常规检查蛋白阳性，血肌酐（Cr）、尿素氮（BUN）明显升高（即肾功能受损）。终末期肾损害表现为全身水肿、高血压和尿毒症，出现肾功能衰竭。

可见早期的糖尿病肾病通过尿常规检查识别不出来，只能定期进行24小时尿微量白蛋白检查，才能及时发现早期的糖尿病肾病，早期肾病经积极治疗可以逆转。I型和II型糖尿病患者都需要至少每年进行一次检查。

（二）糖尿病性肾病的防治

糖尿病性肾病的治疗重在预防，因为此病是一个逐渐发展的过程，一旦临床表现明确了，就已经难以根治了，所以糖尿病肾病的第一个治疗措施就是控制好血糖。高血压也能明显使糖尿病肾病进一步恶化，因此对于糖尿病肾病而言控制血压也非常重要。患有糖尿病肾病时，减少蛋白质食物的摄入，可以减少肾脏负担，延缓肾病发展。与所有其他糖尿病慢性并发症一样，血脂也是一个重要影响因素，因此为了使糖尿病肾病得到良好的防治，需要将血脂，无论是甘油三酯，还是胆固醇，都尽量控制在正常范围。

糖尿病肾病的防治应做到以下几点：

（1）了解糖尿病肾病的健康知识。

（2）糖尿病患者应做到合理膳食，控制体重，使体重达到或接近正常。

（3）保证足够热量，可避免蛋白质和脂肪分解增加，减轻低蛋白血症。

（4）避免高糖、高蛋白、高脂肪饮食。

（三）糖尿病性肾病的指压疗法

先以通用按摩法治疗，通用按摩中加大对胸腹部中脘、水分、气海、关元，背部肺俞、脾俞、三焦俞、肾俞、命门，下肢三阴交、复溜、足三里等腧穴的按揉力度，时间增长至每穴 1 分钟。然后再用如下方法进行按摩治疗：

（1）取俯卧位，以捏法在膀胱经和督脉循行线上施行手法，3～5遍。

（2）做搓腰动作，用两掌根紧按腰部，用力上下擦搓，交替左右搓擦，动作要快而有力，使局部发热。

（3）用拇指按揉气海俞、大肠俞、小肠俞、腰俞、腰眼、委阳、阴陵泉、水道，每穴1分钟。

【气海俞】

取法：在腰部，当第3腰椎棘突下，旁开1.5寸凹陷中（图2-69）。

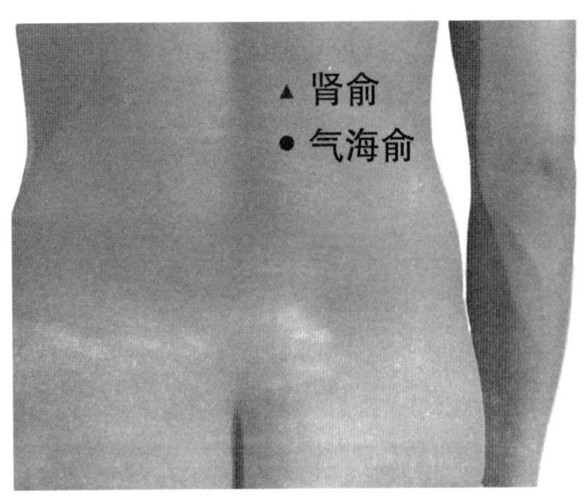

图2-69 气海俞

命名：气海，脐下的气海穴也，指气血来源于生气之海的腰腹内部；俞，输也；“气海俞”指腰腹内部的温热水气由此外输膀胱经。本穴物质为来自于腰腹内部的湿热水气，所对应的部位为脐下的气海穴，故名“气海俞”。

【大肠俞】

取法：在腰部，当第 4 腰椎棘突下，旁开 1.5 寸凹陷中（图 2－70）。

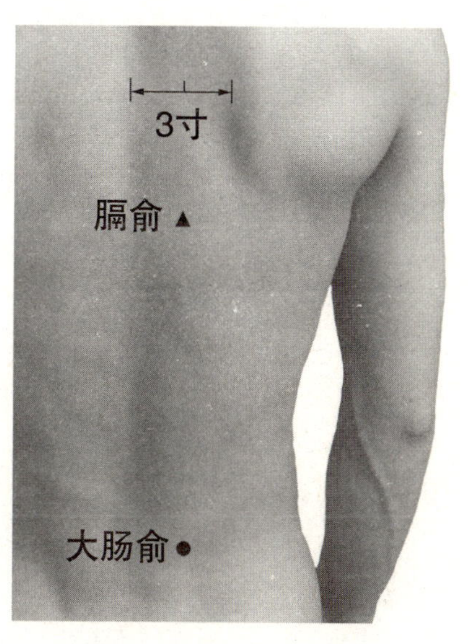

图 2－70　大肠俞

命名：肠，大肠腑也；俞，输也；“大肠俞”指大肠腑中的水湿之气由此外输膀胱经。

【小肠俞】

取法：在骶部，平第1骶后孔，后正中线旁开1.5寸，当髂后上嵴内侧凹陷中（图2－71）。

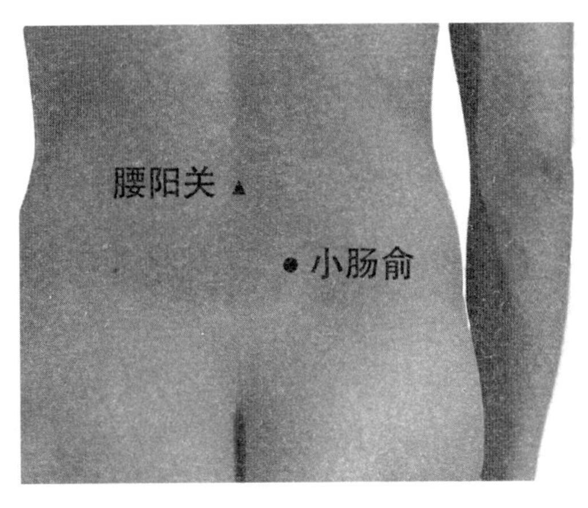

图2－71　小肠俞

命名：小肠，小肠腑也；俞，输也；“小肠俞”指小肠腑的湿热之气由此外输膀胱经。

【腰俞】

取法：在骶部，当后正中线上，适对骶

管裂孔（图 2－72）。

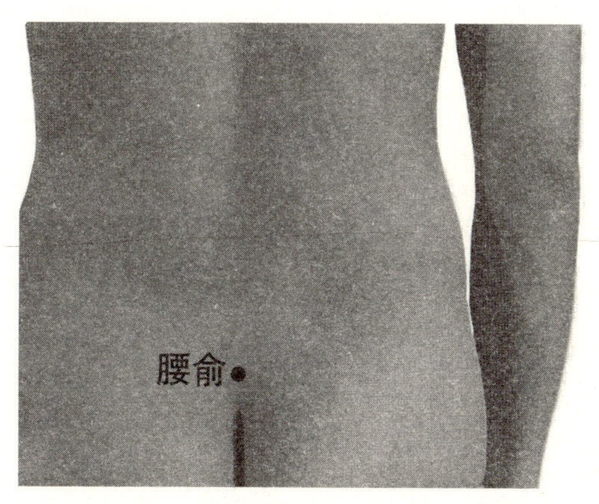

图 2－72 腰俞

【腰眼】

取法：在腰部，当第 4 腰椎棘突下，旁开约 3.5 寸凹陷中。

【委阳】

取法：位于膝关节后面，腘横纹中点外开 1 寸，股二头肌腱内侧缘处（图 2－73）。

命名：委，堆积也；阳，阳气也；“委阳”指膀胱经的天部阳气在此聚集。本穴物质为委中穴传来的水湿之气，至本穴后因吸热而

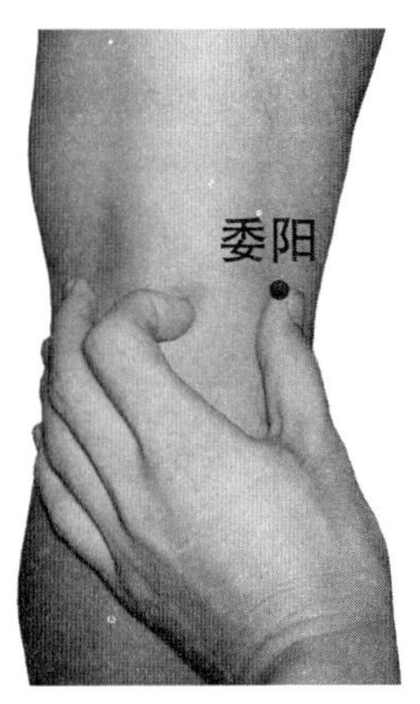

图 2－73　委阳

化为天部阳气，阳气在本穴为聚集之状，故名“委阳”。

【阴陵泉】

该穴能清脾理热、宣泄水液、化湿通阳，对通利小便，治疗脐下水肿具有特效。按摩该穴能够使腹胀、腹绞痛、肠炎痢疾、膝痛等得到缓解，长期按压该穴对尿潴留、尿失禁、尿路感染、月经不调、阴道炎、膝关节及周围软组织疾患具有很好的改善、调理和保健效果。

取法：在人体的小腿内侧，膝下胫骨内侧凹陷处，与阳陵泉相对（图2－74）。

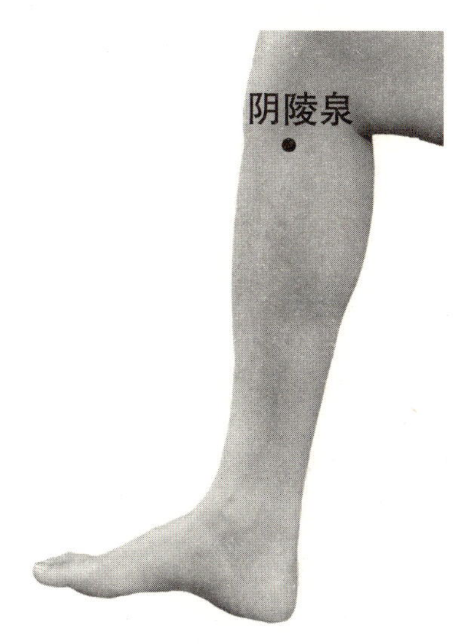

图2－74　阴陵泉

命名：阴，水的意思；陵，土丘的意思；泉，水泉穴。“阴陵泉”指脾经地部流行的经水和脾土物质的混合物在此穴中聚合堆积。此穴物质为地机穴流来的泥水混合物，因为本穴位于肉之陷处，泥水混合物在穴中沉积，水液溢出，脾土物质沉积为地之下部翻扣的土丘之状，所以名“阴陵泉”。

【水道】

取法：在下腹部，当脐中下3寸，距前正中线2寸。

命名：“水道”即水液通行的道路。本穴物质为大巨穴传来的地部经水，经水由本穴循胃经向下部经脉传输，本穴为胃经水液通行的道路，故名。

二十一、糖尿病性肾病的辅助疗法

可选用以下食疗方进行调理：

（1）三七参鸡汤：雌鸡1只（250～300g）去毛、杂，将三七、党参各20g和太子参、沙参各30g入鸡腹内，用线缝好，炖至鸡烂，食鸡肉喝汤，分数餐食（有肾功能不全者应限制蛋白摄入量）。本方功能为益气养阴，活血养血，主治阴虚血瘀型糖尿病肾病。

（2）山药汤：鲜山药100g，莲子10个，莲须10g，同加适量水煎服，每日1剂。本方功能为健脾，固肾，利水，主治糖尿病肾病，症见蛋白尿长期不消者。

（3）黄芪粥：生黄芪30～60g、粳米60g、陈皮末10g。先将黄芪煎汤去渣，然后加入粳米煮成粥，粥成后加入陈皮末即可。本方能改善肾脏功能，消除蛋白尿，增强体质。

（4）芡实白果粥：芡实30g、白果10个、糯米30g。将白果去壳，与芡实、糯米共入锅中加水煮成粥。本方可治疗肾病属脾虚湿盛，小便淋浊，尿中大量蛋白排出者，可长期食用。

（5）黑豆炖猪肉：黑豆50g、瘦肉100g。先将猪肉置于水中煮开，再下黑豆共炖，熟后加适量调味品，食肉饮汤。本方有补肾、利尿、健脾等作用。

（6）鲫鱼灯心粥：鲫鱼1条（去鳞及内脏）、灯心草6g、大米50g。上料同煮成粥。

去灯心草，食粥吃鱼。本方具有利水和补充蛋白的作用。

（7）枸杞子粥：枸杞子 30g、粳米 50g。二物同煮成粥，早晚食用。本方具有补肾健脾、消除蛋白尿的作用。

二十二、糖尿病性心脏病的指压疗法

（一）糖尿病性心脏病

糖尿病人常常伴有高血脂、高血压、动脉粥样硬化，极易患心血管病。糖尿病性心脏病通常是指糖尿病人并发或伴发的冠状动脉粥样硬化性心脏病，糖尿病性心脏病以微血管病变、植物神经功能紊乱所致的心律及心功能失常为主要表现。心血管并发症是引起糖尿病病人死亡的首要病因。

糖尿病性心脏病的症状体征主要有：

（1）休息时心跳快。

（2）直立性低血压：当病人从卧位起立

时收缩压下降＞4kPa（30mmHg）或舒张压下降＞2.67kPa（20mmHg）称为直立性低血压（或体位性低血压、姿位性低血压），常伴有头晕、心悸、大汗、视力障碍、昏厥，甚至休克。

（3）无痛性心肌梗死：病人仅有恶心、呕吐、充血性心力衰竭，或表现为心律不齐、心源性休克，有些仅出现疲乏无力、头晕等症状，无明显心前区疼痛，故易于漏诊或误诊，病死率很高。

（二）糖尿病性心脏病的防治

糖尿病性心脏病的发生、发展与糖尿病的治疗情况息息相关，因此它的防治原则也与糖尿病的其他并发症基本相似，首先应积极治疗糖尿病这一原发病，严格控制血糖，纠正糖代谢紊乱；其次，应控制危险因素，如对高血压、肥胖、高脂血症、高胰岛素血症等要进行预防和处理。

（三）糖尿病性心脏病的指压疗法

先以通用按摩法治疗，通用按摩中加大对胸腹部膻中、中脘、期门、关元、气海，背部肺俞、心俞、胰俞、脾俞、肾俞，下肢丰隆、足三里、阳陵泉、三阴交、血海、太溪、太冲等腧穴的按揉力度，时间增长至每穴1分钟。然后再用如下方法进行按摩治疗：

（1）在背部两肩胛骨之间的部位，双手贴着肌肤轻轻地上下来回按摩。也可用一块干毛巾，手持两端，自己对背部肩胛骨之间上下摩擦，次数为100次。用拇指按揉至阳、厥阴俞、华佗夹脊压痛点，每穴1分钟。

（2）双手交叉胸前，互按对侧腋窝下的侧胸部，双手同时做左右按摩动作，次数为100次。然后双手仍交叉在胸前下移一手掌，移至心前区，再做左右方向的按摩100次。双手继续下移，移至胸腹交界处，同样做左右方向按摩100次。最后双手松开，以右手按住胸前正中处，上接颈部，左手随之按在右手的下面，双手在胸前正中做左右方向的按摩100次。接着双手下移至剑突处和腹部，按摩100次。用食、中、无名三指按揉巨阙穴1分钟。

(3) 左手上举，露出腋窝，右手中指弹拨极泉穴，同样左手中指弹拨右侧腋窝极泉穴，每穴1分钟。用拇指按揉内关、郄门、神门，每穴1分钟。

【至阳】

取法：在背部，当后正中线上，第7胸椎棘突下凹陷中，约与肩胛骨下角相平（图2-75）。

命名：至，达也，又极也。本穴在第7胸椎棘突下，背为阳，横膈以下为阳中之阴，横膈以上为阳中之阳，故名。

【厥阴俞】

该穴对胸闷、心动过速、心律不齐、心

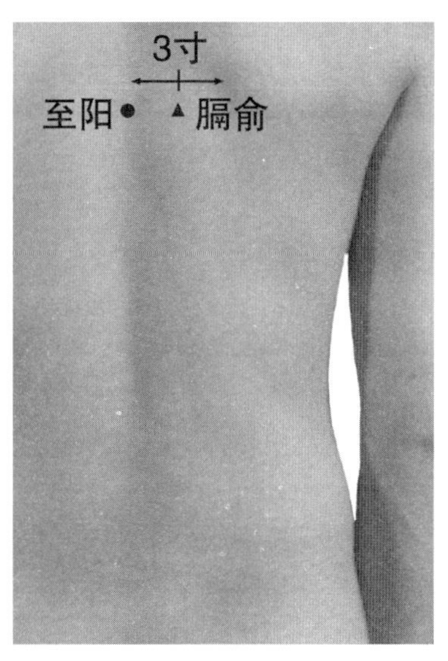

图 2－75 至阳

绞痛、肋间神经痛等病症均有良好的调理保健作用。

取法：在背部，当第 4 胸椎棘突下，旁开 1.5 寸。

命名：厥，通阙，阙乃古代宫殿、陵墓等的卫外建筑，用于厥阴经之名，指厥阴经气血为心血的气化之气。“厥阴俞”指心室外卫心包中的干热之气由此外输膀胱经。本穴又名“厥俞”、“心包俞”、“关俞”。“关俞”指心脏中的血液被关卡于内，而血液的气化之气则由本穴外输膀胱经。

【华佗夹脊压痛点】

华佗夹脊压痛点在第3胸椎至第8胸椎棘突下旁开0.5寸的部位。按摩此部位对心脏植物神经功能紊乱所致的心律及心功能失常有调理保健作用。

取法：第3胸椎至第8胸椎，各胸椎棘突下旁开0.5寸。

【巨阙】

取法：位于上腹部，前正中线上，当脐中上6寸。

命名：巨，大也；阙，通缺，亏缺也；“巨阙”指胸腹上部的湿热水气在此聚集。本穴位处胸腹交接处的凹陷部位，任脉上、下二部皆无气血传至本穴，穴内气血为来自胸腹上部的天部湿热水气，此气因其热，既不能升又不能降，在本穴为聚集之状，本穴如同巨大的空缺一般将外部的水气聚集，故名“巨阙”。此穴位又名“巨缺穴”、“巨送穴”。“巨送”指本穴聚集的天部之气全部输向心经所在的天部层次。本穴物质因其性湿热，既不能循任脉上行又不能循任脉下行，唯有输向与此气血同性的心经天部层次，本穴气血的变化特点是来多少送多少。

【极泉】

见“血瘀气滞型糖尿病的症状及指压疗法”。

【内关】

见“血瘀气滞型糖尿病的症状及指压疗法”。

【郄门】

按摩本穴具有宁心止痛、清热止血之效，对冠心病、心绞痛、心悸可起到预防及治疗作用。

取法：在前臂掌侧，当曲泽与大陵的连线上，腕横纹上 5 寸（图 2－76）。

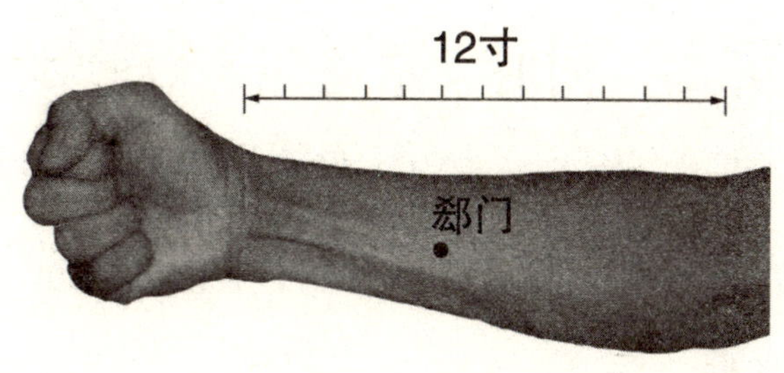

图 2－76　郄门

命名：郄，指郄穴；门，指门户。本穴为手厥阴心包经的郄穴，位于掌后，两筋相夹，分肉之间，状如门户，故名。

【神门】

见“气阴两虚型糖尿病的症状及指压疗法”。

二十三、糖尿病性心脏病的辅助疗法

糖尿病性心脏病患者的饮食调养，要根据

具体情况而定，一般来说，应注意以下问题：

1. 控制食盐量

如钠盐摄入过多，能引起小动脉痉挛，使血压升高。同时，钠盐还有吸收水分的作用，如过量食入，体内水分潴留，会增加心脏负担。因此，每日饮食中钠盐供应量以低于3g为宜。

2. 控制热量供应

摄入总热量过高时，血清胆固醇通常会升高。另外，如患者体重过重，也应适当控制饮食。

3. 限制脂肪和胆固醇摄入量

尽量避免食用含动物性脂肪及胆固醇含量较高的食物，以食用植物油及豆制品为佳。但植物油也不可过多，过多亦会促使患者肥胖。

4. 忌食刺激性食物

严禁吸烟、饮酒，避免喝浓茶、浓咖啡

等不良嗜好。

糖尿病性心脏病患者可选用以下食疗方进行调理：

（1）山楂荷叶茶：山楂 15g、荷叶 12g，加水 1000ml，煎煮至 500ml，代茶饮。本方对头晕脑胀、嗜睡的患者有提神、醒脑的作用，适合于口渴、喝水多、胸闷者。

（2）葛根粥：葛根 30g、粳米 60g，煮粥，早晚当点心服用。葛根性偏凉，具有清热、生津、活血化瘀的作用，适合口渴、喝水多、胸闷者。

二十四、糖尿病性脑血管病变的指压疗法

（一）糖尿病性脑血管病变

糖尿病患者常常伴有高血脂、高血压、动脉粥样硬化，极易患心脑血管病。糖尿病对中枢神经系统的影响已引起人们的广泛重视，糖尿病性脑病即为糖尿病引起的大脑功

能的衰退和障碍。

长期、大量的临床实证研究表明：胰岛素分泌不足或高胰岛素血症均会从不同方面对大脑功能造成不良影响。高血糖可加速老年性痴呆的早期发病，Ⅱ型糖尿病与老年性痴呆关系更为密切。这些研究提示，糖尿病性脑病在许多方面反映了大脑加速老化的过程。

高胰岛素血症是Ⅱ型糖尿病胰岛素抵抗的特征之一，Ⅱ型糖尿病伴有高胰岛素血症的个体和进行胰岛素治疗的糖尿病患者经常会发生低血糖反应。低血糖能诱发情绪改变，产生焦虑、抑郁以及对再次发生低血糖的恐惧，反过来又影响血糖的控制质量。这种恶性循环使得大脑老化加剧。

糖尿病性脑病是中老年糖尿病患者常见的并发症，轻则出现反应迟钝、记忆力下降，重则出现脑血栓、脑中风及老年痴呆等并发症，给中老年糖尿病患者的晚年生活造成了极大影响。由于糖尿病患者的血管内容易产生血栓，血管较脆，许多中老年糖尿病患者平时又只注重血糖控制而疏忽了对情绪和运动强度的控制，极易产生脑中风等严重后果。

（二）糖尿病性脑血管病变的防治

糖尿病性脑血管病变的防治应做到以下几点：

（1）戒烟。

（2）合理控制血糖，控制高血压，治疗高血脂。

（3）注意饮食，降低脂肪的摄入；保持理想体重，避免肥胖。

（4）适量运动。

（5）定期就医检查。

（6）发生严重的脑血管病变后，应积极接受治疗。

（三）糖尿病性脑血管病变的指压疗法

先以通用按摩法治疗，通用按摩中加大

对头面部风池、印堂、百会，胸腹部中脘，背部肝俞、肾俞、膈俞，上肢合谷、曲池，下肢委中、太溪、太冲、丰隆、足三里等腧穴的按揉力度，时间增长至每穴1分钟。然后再用如下方法进行按摩治疗：

1. 头面部按摩

（1）五指张开，插入发根，由前发际向后做梳发动作，按摩头皮，1分钟。

（2）用拇指按揉四白、神庭、上星、四神聪、翳风，每穴按揉1分钟。

2. 四肢按摩

用拇指按揉内关、天井、肩髃、委中、悬钟，每穴按1分钟。

【四白】

此穴多气多血，刺激该穴对颅内供血有较好的促进作用。

取法：位于人体面部，瞳孔直下，眼眶下凹陷处（图2－77）。

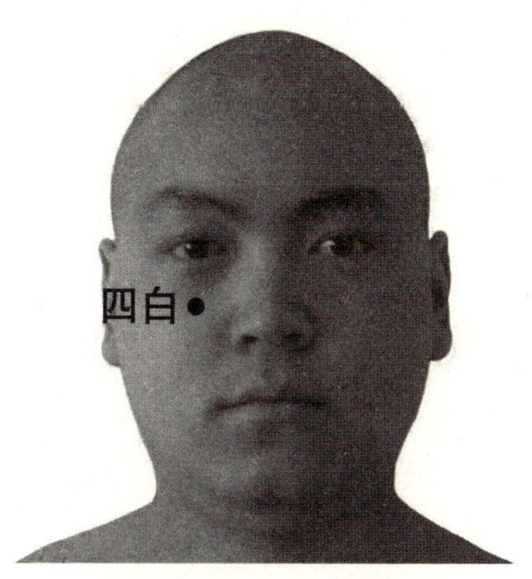

图 2－77　四白

命名：四，是数词，四面八方之意，也指此穴位所在的周围空间；白，是可见的颜色。胃经的经水在此处穴位迅速气化成天部之气。此穴的物质是从承泣穴传来的地部之水，性温热，从地部流到四白时，因为吸收脾土之热而在此处穴位迅速气化，气化后形成的白雾之状充斥四周，清晰可见，所以名“四白穴”。

【神庭】

按摩本穴有改善脑部血液循环、活化脑细胞、增强记忆力的作用。

取法见“气阴两虚型糖尿病的症状及指压疗法”。

【上星】

取法：在头部，当前发际正中直上1寸。

命名：上，上行也；星，指穴内的上行气血如星点般细小也；“上星”指督脉气血在此吸热后缓慢向上蒸升。神庭穴传来的温热水气，在本穴为缓慢蒸升之状，上行气血如星点般细小，故名。此穴位又名“鬼堂穴”、“明堂穴”、“神堂穴”。“鬼堂”指穴内气血为天部的阴湿水气。“明堂”指穴内气血为天部的明处，“神堂”指穴内气血为天部之气。

【四神聪】

见“气阴两虚型糖尿病的症状及指压疗法”。

【翳风】

本穴与风池配伍可改善基底动脉供血情况。

取法：在耳垂后方，当乳突与下颌角之间的凹陷处（图 2－78）。

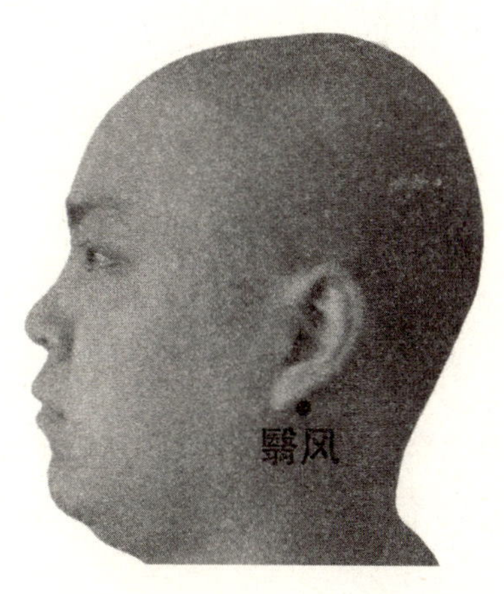

图 2－78　翳风

命名：翳，蔽也，指穴在耳后凹陷处。两耳如翳，两完骨如屏，所谓为挡前后之风，开口空孔中，为风眼，邪承开口易冲入空窍，闭口前有耳，后有完骨，下有颊骨护之，故名。

【内关】

见“血瘀气滞型糖尿病的症状及指压疗法”。

【天井】

取法：位于人体的手臂外侧，屈肘时，当肘尖直上1寸凹陷处（图2－79）。

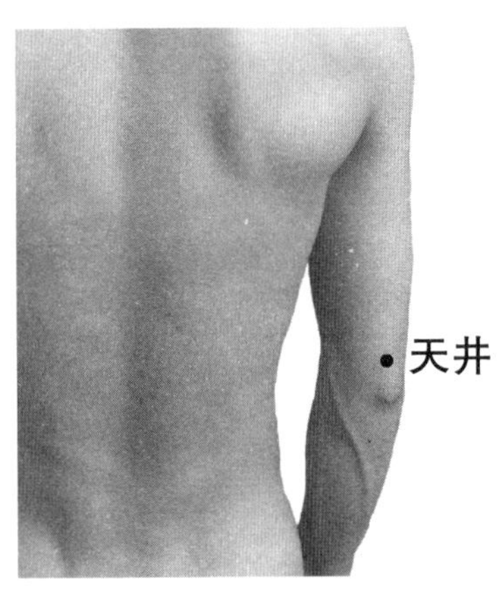

图2－79　天井

命名：天，天部的意思；井，孔隙通道的意思；“天井”指三焦经吸热上行的水浊之气在这个穴位处聚集。四渎穴传来的水湿之气到达本穴后呈聚集之状，然后散热冷缩，并从天之上部降至天之下部，气血的运行变化就如同从天井的上部落到底部一样，所以名“天井”。

【肩髃】

取法：屈肘抬臂平肩，在肩端关节之间有两个凹陷，其中前方的小凹陷就是本穴所在之处（图 2－80）。

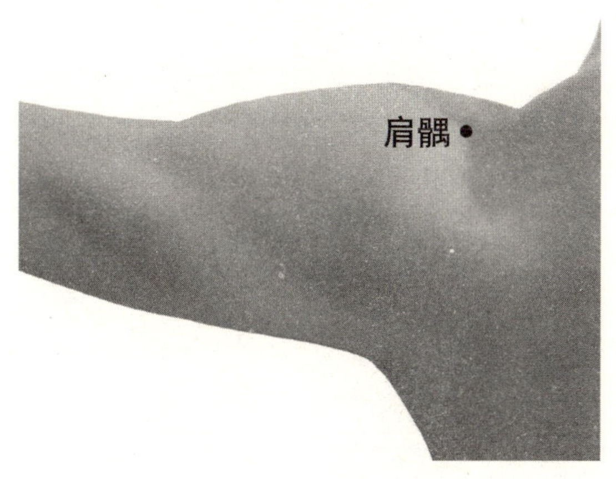

图 2－80　肩髃

命名：髃，骨间凹陷的意思，因此穴位于肩端关节的凹陷处，故称“肩髃”。

【委中】

见“血瘀气滞型糖尿病的症状及指压疗法”。

【悬钟】

取法：在小腿外侧，当外踝尖上 3 寸，腓骨后缘（图 2－81）。

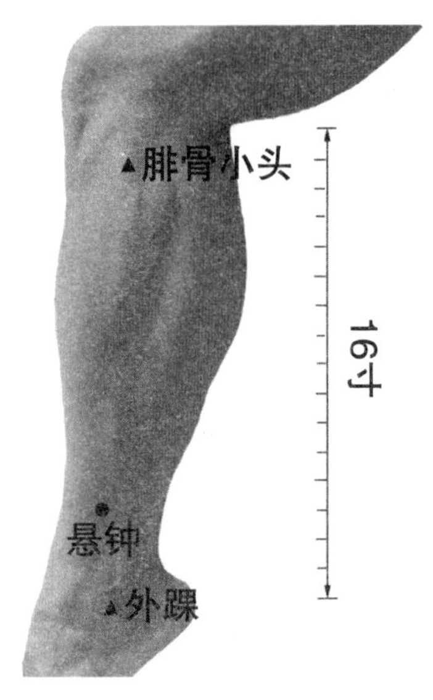

图 2－81　悬钟

命名：悬，指悬挂；钟，聚也。穴在外踝上 3 寸凹陷中，未及于足，如悬挂之状，故名。

二十五、糖尿病性脑血管病变的辅助疗法

可选用以下食疗方进行调理：

（1）麦冬 15g，枸杞、五味子各 10g，洗净，研成粗末，同置于杯中，用沸水冲泡，代茶饮用。

（2）海带 100g，洗净，切丝，煮熟后加入豆腐 200g 及生姜片，再煮半小时，加入调味品，每日 1 剂。

（3）核桃仁、黑芝麻、莲子各 10g，洗净，与粳米 50g 共煮粥，每日 1 剂。

二十六、糖尿病性周围神经病变的指压疗法

（一）糖尿病性周围神经病变

糖尿病性周围神经病变是糖尿病最常见的并发症。周围神经病变又分为多发神经病变和末梢神经病变。病变可单侧，可双侧，可对称，可不对称，可累及感觉、运动和自主神经，多以感觉性症状为主，突出表现为双下肢麻木、发胀、疼痛，伴有针刺样、烧

灼样的感觉。有的患者可出现自发性疼痛、闪电样疼痛或刀割样疼痛。

糖尿病性周围神经病变的最早表现就是足部发麻，少数病人首先出现手麻。有的病人因手足麻木或疼痛去医院检查时才知道自己患了糖尿病。严重时四肢会有麻木、灼热感、好像有虫子在身体上爬行的感觉。有的病人四肢强烈疼痛，无法忍受。

根据其累及的范围，糖尿病性周围神经病变可分类如下：

1．对称性多神经病变

这种类型病变广泛，发病多为对称性、多发性、先远后近，病情波动大，逐渐加重，很少能够完全缓解。

（1）远端原发性感觉神经病变：多从下肢开始向上发展，上肢受累较晚，少累及躯干。典型表现为短袜及手套形分布的感觉障碍。

（2）对称性运动神经病变：典型表现为

下肢远端左右对称性无力，偶有腿上部及下脊部疼痛、进行性肌无力。肌电图检查多提示神经原损害。

（3）植物神经病变：多为对称性植物神经病变，可伴有多种功能异常：

①胃肠道功能紊乱：如胃弛缓、阵发性夜间腹泻、结肠扩张等。

②心血管系统功能紊乱：如血管运动反射受损（体位性低血压）、心跳加快及窦性心律失常等。

③泌尿生殖功能紊乱：如排尿障碍、残余尿量增多、逆行射精和阳痿等。

④躯干和面部过度出汗而下肢却无汗，严重者可因丧失调节体温的功能而导致体温升高、中暑或虚脱。

2. 单神经病变和多发性单神经病变

此类病变以微血管病为基础，多见于老年人。

（1）颅神经病变：突发眼肌麻痹伴眶后剧痛，明显眼睑下垂及眼球运动障碍。

（2）四肢及躯干单神经病变：损害常见于受压部位，常有疼痛，典型表现是突然出现的“垂足”或“垂腕”。胸腹部神经或神经根病变多伴有末梢神经病变。

（3）下肢近端运动神经病变：主要表现为左右非对称性的腰部肌肉、下肢肌肉肌力下降、肌肉萎缩、疼痛等。患侧膝关节不稳，站立行走困难，膝反射消失和感觉异常。运动改变常为双侧。

（二）糖尿病性周围神经病变的防治

有的糖尿病性周围神经病变患者血糖一直很高，如不积极治疗，病程长久可造成严重周围神经损害，从而使手足或肢体瘫痪。因此，有手足麻木或疼痛的糖尿病患者，必须及时去神经科或内科做一些必要的检查。一旦确诊为糖尿病性多发性神经病变，就要及早治疗，以防止发生严重的神经后遗症。此外，要严格进行饮食控制，菜谱中以高蛋白、低脂肪为宜。

（三）糖尿病性周围神经病变的指压疗法

先以通用按摩法治疗，通用按摩中加大对腹部关元，背部脾俞、肾俞，上肢合谷、曲池，下肢足三里、阳陵泉、血海、三阴交、太溪等腧穴的按揉力度，时间增长至每穴1分钟。然后再用拇指按揉环跳、梁丘、承山、悬钟、解溪、八风，每穴1分钟。

【环跳】

该穴对腰痛、背痛、腿痛、坐骨神经痛等症状具有特效；经常按摩该穴对下肢麻痹、腰部肌炎、大腿肌炎、膝部肌炎、风疹、脚气等症状具有很好的调理、改善、医治和保健作用。

取法：在人体的股外侧部，侧卧屈股，当股骨大转子最凸点与骶管裂孔连线的外1/3

与中1/3的交点处（图2－82）。

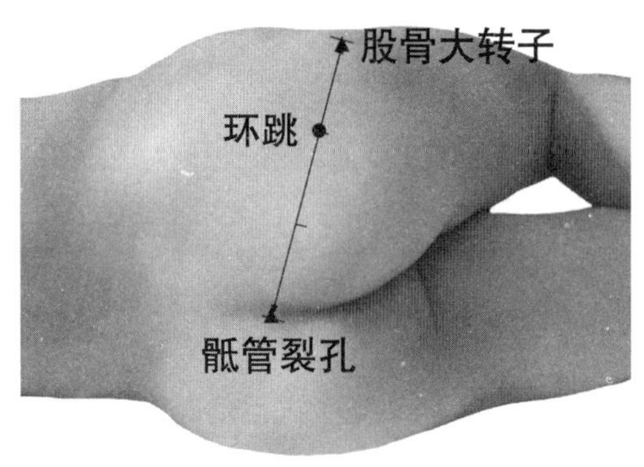

图2－82 环跳

命名：环，一种圆形而中间有孔的玉器，或者一串连环中的某一节，这里指穴内物质为天部肺金特性的凉湿之气；跳，跳动的意思，为阳之健，这里指穴内阳气健盛。“环跳”也称“膑骨”、“髋骨”、“分中”、“环各”、“髀枢”、“髀厌”。

【梁丘】

取法：在大腿前面，当髂前上棘与髌底外侧端的连线上，髌底上2寸（图2－83）。

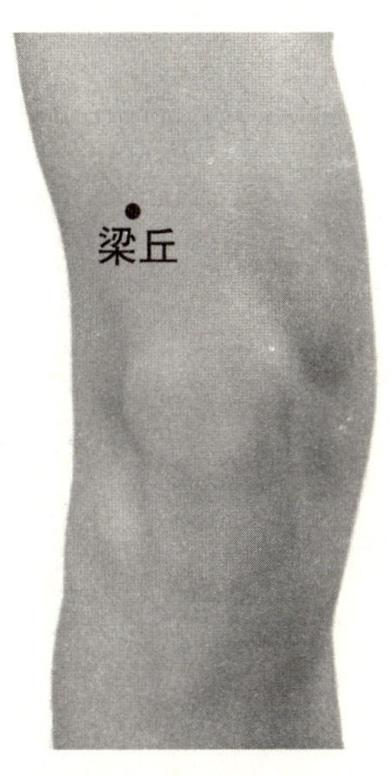

图 2－83　梁丘

【承山】

取法：在人体的小腿后面正中，委中穴与昆仑穴之间，当伸直小腿或足跟上提时，腓肠肌肌腹下出现的尖角凹陷处就是这个穴位（图 2－84）。

命名：承，承受、承托的意思；山，指大堆的土石，这里指穴内物质为脾土；“承山”指随膀胱经经水下行的脾土微粒在此处固化。

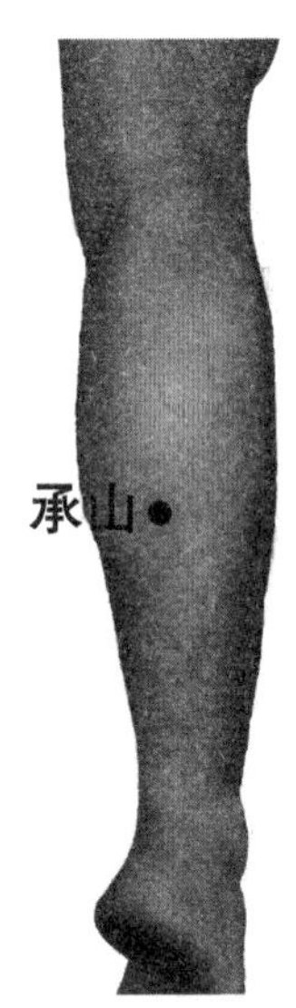

图 2－84　承山

随膀胱经经水上行而来的脾土和水液的混合物，行至本穴后，水液气化，干燥的脾土微粒沉降于穴的周围，沉降的脾土堆积如同大山一样，所以名“承山”。

【悬钟】

见“糖尿病性脑血管病变的指压疗法”。

【解溪】

此穴治疗足下垂、神经性头痛、胃肠炎、踝关节及周围的软组织疾患效果尤佳。

取法：在足背踝关节横纹的中点，两筋之间的凹陷处。

命名：解，散的意思；溪，地面流行的经水；“解溪”指胃经的地部经水由本穴解散并流溢四方。丰隆穴传来的地部经水流于本穴后，因为此处穴位的通行渠道狭小，所以地部经水满溢而流散经外，因此名为“解溪”。此穴在足背跗骨两筋之间的凹陷处，“足腕上、系鞋带处之陷凹中，适当吾人束缚鞋带之处，解而开之，因名解溪”，故也称“草鞋带穴”、“鞋带穴”。

【八风】

按摩八风穴对足趾酸痛、脚背肿痛及麻木等症具有奇效。

取法：在足背侧，第1～5趾间，趾蹼缘后方赤白肉际处，左右共8穴。

二十七、糖尿病性周围神经病变的辅助疗法

可选用以下方法进行调理：

1. 饮食调理

宜常食黄豆、扁豆、香菇、绞股蓝、荸荠、韭菜、芫荽、蜂胶、银耳、木耳、洋葱、花椰菜、海藻、海带、紫菜、萝卜、金橘等。也可针对病情选用食疗方剂。

2. 运动调理

合理运动是本病治疗中相当重要的一环，传统的运动疗法如太极拳、五禽戏等，动静结合，动作柔和舒缓，很适合本病患者习练，应避免足球、快节奏的健身操等剧烈运动。在家里可以练习盘腿打坐，坚持时间由短到长，争取每天练半小时，该方法能改善末梢循环，缓解麻木疼痛。手麻患者，可以练习击掌，先对拍手心，再互拍手背及手臂，直至发红；足麻者可用手部的劳宫穴拍打足心

涌泉穴，早晚各一次，至手足心发热发红为止。

3. 药物调理

外治法可采用泡脚和泡手的方法，可用外洗方：透骨草、桂枝、川椒、艾叶、木瓜、苏木、红花、赤芍、白芷、川乌、草乌、生麻黄，共放入搪瓷盆中，加水浸泡一小时，文火煮沸后，再煮 30 分钟，离火后先熏手足，待药液温度降至 40℃左右，将手足放入药液中浸泡半小时，注意避免烫伤。

4. 心理调节

糖尿病周围神经病变的患者常伴有抑郁、焦虑倾向，对病情的缓解及治疗相当不利。家属应当鼓励患者树立“苦中作乐、自得其乐、助人为乐”的三乐思想，多学习糖尿病知识，常与病友交流，及时疏泄不良情绪。

二十八、糖尿病足的指压疗法

（一）糖尿病足

糖尿病患者的血管容易闭塞，而“足”离心脏最远，闭塞现象最严重，从而引发水肿、发黑、腐烂、坏死，其致死率、致残率均在50%以上，许多患者得了此病后，很容易丧失生活的信心。

糖尿病足主要表现为下肢疼痛、皮肤溃疡，可表现为患者有时走着走着突然感到下肢疼痛难忍，以至于不得不一瘸一拐地走路；休息时下肢也因缺血而疼痛；下肢特别是双脚可出现坏死，创口久久不愈，严重者不得不截肢致残。

日常生活中，糖尿病患者除了平时注意血糖的变化之外，还要留意身体的其他变化，如：体温、皮肤脱皮、瘙痒、伤口不能愈合等现象。早期，体检可发现下肢供血不足的现象，如抬高下肢时足部皮肤苍白，下肢下垂时又呈紫红色；足部发凉、足背动脉搏动减弱甚至消失。

坏疽现象往往发生在足部、小腿，开始会出现皮肤冰凉、脱皮，然后逐渐开始起水泡，当水泡破裂后，伤口久久不能愈合。一旦出现上述情况，应在第一时间去医院检查，做好伤口处理。另外，糖尿病患者不小心受伤，也应及时到医院进行处理，时时留意伤口的感染和愈合程度。

（二）糖尿病足的防治

糖尿病性足部病变应以预防为主，最好是不得，得了要早治，以免延误治疗而使病情加重，最后造成不得不截肢的严重后果。

1. 有效控制血糖

血糖控制在正常范围内，可有效避免糖尿病足的发生。

2. 受伤后需小心处理伤口

糖尿病患者如果发生足部损伤，即使是

小伤口，愈合时间也相当长，必须极其细心照料伤口。

①先用消毒剂（如酒精）彻底地清洁受伤处，然后用无菌纱布覆盖。

②避免使用碘酒等强烈刺激的消毒剂。

③不要使用紫药水等深色消毒剂，药品的颜色会遮盖伤口感染的征兆。

④勿使用鸡眼膏或有腐蚀性的酸性药物，以免发生皮肤溃疡。

⑤若伤口在2～3天仍没愈合，应尽早就医。切勿在没有医护人员指导的情况下自行处理。

3. 定期进行足部运动

每天坚持小腿和足部运动30～60分钟，可以改善下肢血液循环，预防足部病变的发生。可经常进行下述运动：

①行走运动。

②提脚跟、勾脚尖运动。

③弯膝下蹲运动。

④甩腿运动。

4. 防止双脚皮肤受伤及感染

对糖尿病患者而言，任何受伤的皮肤都非常容易发生感染，造成严重的后果，应尽量避免出现足部损伤。

（1）防止双脚皮肤不被察觉的烫伤

不要在炉边暖脚，不要使用电热毯、热水暖脚。

（2）保持双脚皮肤的清洁和干爽

①每天用温水清洗双脚，洗前试水温，防止水温过高，烫伤双脚。

②足部浸泡不超过 5～10 分钟。

③使用柔性肥皂，不要使用刺激性肥皂。

④洗后用柔软毛巾轻轻擦干足部皮肤，不要用力揉搓。

⑤使用少量爽身粉，保持脚趾间皮肤干爽。

⑥使用润滑乳液或营养霜以保持足部皮肤的柔软，防止皮肤干燥、皲裂。

（3）经常检查双脚

在明亮处检查足部、趾间，并用镜子检查脚掌，重点关注以下情况：

①是否有鸡眼、胼胝、足癣等。

②是否有皮肤裂伤、擦伤等。

③是否有水泡、红肿等。

④是否有蚊虫叮咬伤。

（4）穿用舒适的鞋袜

①仔细挑选鞋子，要求鞋尖宽大，大小合适，透气性好，穿着感觉舒适不挤脚。足部如有畸形，应订做专门的鞋，防止脚被磨伤。

②袜子应该吸水性、透气性好，松软暖和，袜口要松，以免影响血液循环。应该每天换洗袜子，保持清洁。

③穿鞋前应检查鞋内是否有小砂粒等异

物或有不平整的地方。第一天穿新鞋不超过半小时，检查足部有没有被挤压或摩擦。

④不要赤脚行走，或赤脚穿凉鞋、拖鞋，防止异物损伤足部皮肤，外出时尽量不要穿凉鞋。

（5）正确地修剪脚趾甲

在洗脚后趾甲较软时修剪趾甲最好。修剪时不要剪得太短，太接近皮肤。不要将趾甲的边缘修成尖角，否则容易损伤甲沟皮肤，造成感染。

（三）糖尿病足的指压疗法

先以通用按摩法治疗，通用按摩中加大对胸腹部中府、中脘、神阙、气海、关元，背部肺俞、心俞、胰俞、肝俞、胆俞、脾俞、肾俞，下肢三阴交、足三里、血海、阳陵泉、太冲、涌泉等腧穴的按揉力度，时间增长至每穴 1 分钟。然后再用如下方法进行按摩治疗：

（1）双手握住一只脚，向内稍用力挤压，少时换另一只脚。

（2）双手分置于双脚脚背，在脚背处上下搓热整个脚部，起到预热双足，促进血液循环的作用。

（3）由下向上按摩两小腿肌肉，可用推摩法、拿法、揉法及打法等手法。再用手把腿部的皮肤稍微用力拿起来，要用手的全力，不能只用指力。在肌肉丰厚的小腿肚上使用双手揉法，用两手掌夹紧一侧小腿腿肚，旋转揉动，每侧揉动20～30次。打法在以上三种按摩手法后进行。可选用侧掌切击法、横拳叩击法和竖拳叩击法，由下向上，力量应先轻后重，再由重到轻。

（4）用拇指按揉解溪、昆仑，每穴1分钟。

【解溪】

见“糖尿病性周围神经病变的指压疗法”。

【昆仑】

按摩这个穴位具有消肿止痛、散热化气的作用。该穴位对于腿足红肿、脚腕疼痛、脚踝疼痛、踝关节及周围软组织疾病等具有较好的疗效。

取法：在足部外踝后方，当外踝尖与跟腱之间的凹陷处（图 2－85）。

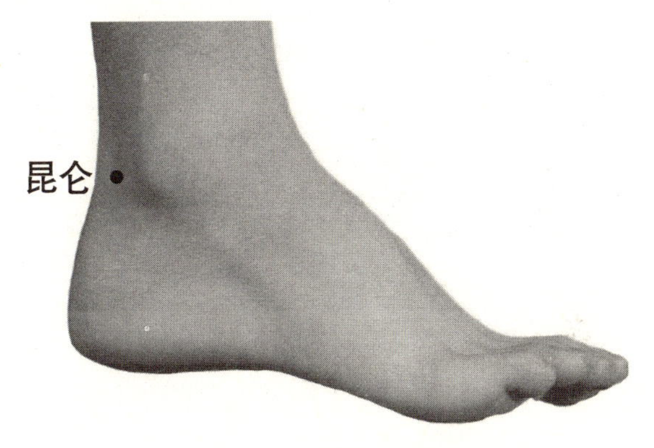

图 2－85　昆仑

命名：昆仑，广漠无垠的意思，指膀胱经的水湿之气在这里吸热上行。本穴物质是膀胱经经水的气化之气，性寒湿，由于足少阳、足阳明二经的外散之热的作用，寒湿水气吸热后也上行并充斥于天之天部，穴中各个层次都有气血物质存在，就像广漠无垠的状态一样，所以名“昆仑”，也称“上昆仑穴”。

二十九、糖尿病足的辅助疗法

可选用以下食疗方进行调理：

（1）五汁饮方：新鲜梨汁、荸荠汁、苇根汁、麦冬汁、藕汁，和匀凉服。

（2）活血茶叶蛋：丹参、红花各 12g，桃仁 10g，茶叶 4g，鸡蛋 4 枚。将前 3 味药加水煎煮 30 分钟后，离火冷却，然后放入鸡蛋、茶叶同煮。鸡蛋熟后打破蛋壳，在药液中浸泡至蛋清呈紫红色即可。每天吃 1 个鸡蛋。丹参、红花、桃仁都具有活血化瘀的功效，鸡蛋则能温补气血，茶叶清热解毒，也有轻微的活血作用。

（3）当归鲫鱼：鲫鱼 1 条，当归 10g，红花3g，食盐、味精、葱姜、黄酒等调料适量。将鲫鱼宰杀清洗干净，把其他原料一起装入鱼肚中，外面用荷叶包裹后，在烤箱中烤熟即可食用。本方有补血活血的功效。

（4）参芪猪蹄：猪蹄2个，炙黄芪45g，党参20g，当归15g，肉桂4g，盐、糖、黄酒、大料、酱油、花椒等调料适量。猪蹄和诸药、调料一同入锅，加水适量，用大火煮1小时。猪蹄取出，撇去锅中浮油，将猪蹄再放入锅中，继续用小火煮至肉烂，取出放凉，去除骨头，切成片后装盘即可食用。黄芪助卫气、补中气、托疮毒；当归活血、补血；党参补气健脾；肉桂温补肾阳、温中逐寒、宣导血脉；猪蹄去油后富含胶原蛋白，是糖尿病足食疗的佳膳。

三十、糖尿病性眼部病变的指压疗法

（一）糖尿病性眼部病变

糖尿病眼病是最为常见的慢性并发症之

一，它能使患者视力减退，最终导致失明。糖尿病可以引起各种各样的眼部疾病，如角膜溃疡、青光眼、玻璃体积血、视神经病变等，其中最常见而且对视力影响最大的是视网膜病变和白内障两种。

1. 糖尿病性视网膜病变

糖尿病性视网膜病变是一种具有特异性改变的眼底病变，由于糖尿病患者血液成分的改变而引起血管内皮细胞功能异常，造成小血管的渗漏。

糖尿病性视网膜病变的主要临床表现有：

（1）视物模糊。

（2）视力减退。

（3）夜间视力差。

（4）眼前有块状阴影漂浮。

（5）双眼的视野缩小。

（6）双眼视网膜出现鲜红色毛细血管瘤，有火焰状出血，后期有灰白色渗出，鲜红色新生血管形成，易发生玻璃体红色积血为主要特征的眼底改变。

2. 糖尿病性白内障

糖尿病引起的白内障与老年性白内障有所不同，糖尿病性白内障可在青少年患者中出现，发病迅速。但有时两者也不易区分，因为有些老年糖尿病患者既有糖尿病性白内障，又有老年性白内障。

糖尿病性白内障的主要临床表现有：

（1）视物不清。

（2）眼前云雾感。

（3）面向阳光、灯光不耀眼。

（4）视力下降，更换眼镜后视力改善不明显。

（二）糖尿病性眼部病变的防治

（1）控制血糖在正常范围或接近正常水平，同时控制血压在正常范围内，控制血脂不要超出正常范围。

（2）适当控制饮食，加强运动，戒烟。

（3）定期进行眼科检查：Ⅰ型糖尿病发病5年后每年检查一次，Ⅱ型糖尿病发病后要每年检查一次，如有眼部的异常表现，应随时进行眼科复查，早期治疗，保住视力，提高生活质量。

（4）有视网膜病变时要避免剧烈运动，否则容易引起眼底出血，加重视网膜病变。

（三）糖尿病性眼部病变的指压疗法

先以通用按摩法治疗，通用按摩中加大对上肢合谷、曲池，头面部印堂、攒竹等腧穴的按揉力度，时间增长至每穴1分钟。然后再用如下方法进行按摩治疗：

（1）用双手手掌分推前额2分钟。

（2）双手食指弯曲，自眼眶内侧向外侧刮1分钟。

（3）用拇指按揉四白、睛明、太阳，每穴按揉1分钟。

【四白】

见“糖尿病性脑血管病变的指压疗法”。

【睛明】

该穴能够治疗各种眼病，经常按摩该穴不但对老年人的老花眼有疗效，而且还能治疗轻度近视，对中高度近视也有缓解作用。经常按摩该穴，还可以改善视力不佳、眼前如有薄雾、双眼畏光、迎风流泪、眼睛酸涩、双眼红肿等不适症状。

取法：在目内眼角外1分处，鼻梁旁的凹陷处（图2－86）。

命名：睛，指穴位所在的部位及穴内气血的主要作用对象为眼睛；明，光明的意思；“睛明”指眼睛接受膀胱经的气血而变得光明。此穴气血来自体内膀胱经的上行气血，是体内膀胱经吸热上行的气态物所化之液，即血。此穴将膀胱经之血提供给眼睛，眼睛受血而能视，变得明亮清澈，所以名“睛明”。

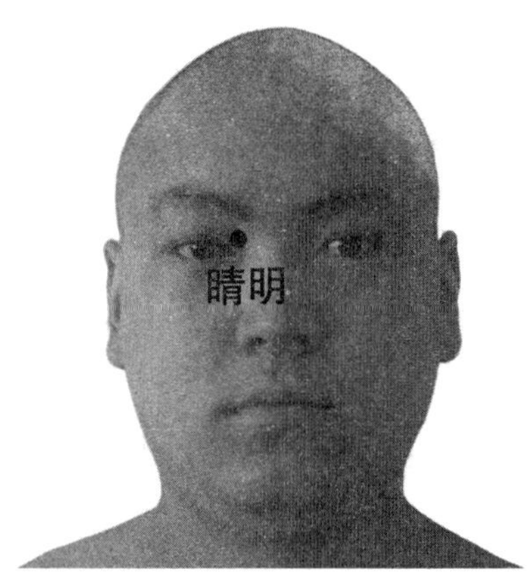

图 2－86　睛明

【太阳】

取法：在颞部，当眉梢与目外眦之间，向后约 1 横指的凹陷处（图 2－87）。

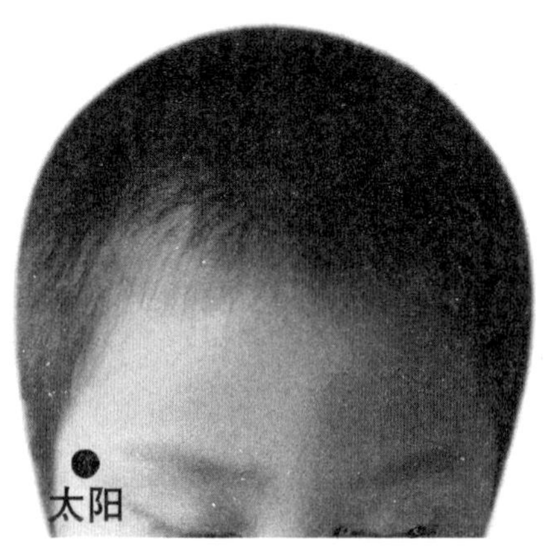

图 2－87　太阳

三十一、糖尿病性眼部病变的辅助疗法

可选用以下食疗方进行调理：

银杞明目汤：水发银耳 15g，枸杞 5g，鸡肝 100g，食盐、味精、淀粉、葱、姜各适量。将鸡肝洗净，切成薄片，放入碗中，加淀粉、葱、姜、食盐拌匀。银耳泡发后去蒂，撕成小块。将清汤、食盐、味精放入锅中烧热，随后放入银耳、枸杞、鸡肝煮沸，撇去浮沫。此汤能滋补肝肾、明目养颜，适用于肝肾不足、视物模糊、双眼昏花者。

日常保健

三十二、糖尿病患者饮食禁忌

1. 忌食能升高血糖水平的食物

食用糖或糖类制品会导致血糖水平迅速上升，直接影响糖尿病病情发展，干扰糖尿病的有效治疗。

2. 限制高脂、高蛋白质食物及盐的摄入

糖尿病患者易出现脂质代谢紊乱，严重者可产生高胆固醇血症和高脂蛋白血症。动脉硬化和心脑血管疾病为糖尿病主要并发症，均与血脂的升高有密切关系。因而必须限制过多脂类和高胆固醇食物的摄入，如各类动物油脂、动物内脏、蛋黄、鱼子、虾和蟹黄等。

对糖尿病患者来说，过量蛋白质摄入会增加肾脏负担，易致糖尿病肾病。糖尿病患者每日蛋白质摄入最好控制在0.8g/kg体重以内。

饮食过咸，摄入盐过多会使患者血容量增加，诱发高血压，引起动脉硬化，因此每日摄盐量不得超过5g。

3. 禁酒戒烟

糖尿病患者应当禁酒，尤其是在治疗期间。吸烟可使血糖升高，可影响胰岛素功能，还可诱发小血管收缩，导致冠状动脉和脑血管痉挛，产生严重后果，因此确诊糖尿病后应积极戒烟。

三十三、糖尿病患者饮食原则

对糖尿病患者应提倡低脂、低胆固醇、低钠、高纤维素饮食，要有针对性地选择食品、药膳，合理分配热量，并随时监测血糖和尿糖水平，以有效控制病情。

1. 主食

依据糖尿病热量供应糖类、脂类、蛋白

类所占比例计算，控制大米、白面的摄入量，小麦粉最好用八一粉（标准粉）。尽量多食粗粮，如玉米、高粱米、大麦、荞麦、豆类（黄豆、黑豆、豌豆、蚕豆）、土豆、花生、芝麻等。

2. 肉类

鱼肉宜选用鳝鱼、甲鱼、鲤鱼、武昌鱼、鲫鱼、章鱼等。家畜宜选用鲜嫩瘦肉，如兔肉、瘦猪肉、牛羊肉。家禽类宜选用鸡肉、乳鸽。

3. 奶制品

牛奶制品宜选用鲜牛奶、脱脂奶粉，饮用时不加糖。

4. 蔬菜

应选择富含纤维素的绿色蔬菜，如新鲜芹菜、菠菜、苦瓜、丝瓜、黄瓜、萝卜、竹笋、卷心菜、生菜、白菜、莴苣、青椒、豌豆苗、白菜等。番茄含有维生素 A 和维生素

C，以及多种微量元素，含糖量低，是糖尿病患者最理想的低热量高营养蔬菜。

5．水果

大多数水果富含糖类物质，因此在糖尿病人血糖、尿糖水平较高，或使用胰岛素等降糖药物时，水果应属禁忌。血糖得到控制的患者最好尽量食用含糖量较少的水果，如番石榴、山楂、荔枝、沙棘、乌梅等。其中番石榴果实及皮均含有降血糖的成分，为较好的糖尿病食品。

三十四、糖尿病的饮食疗法

恰当的饮食治疗可以使糖尿病的症状得到缓解，或明显改善血糖值。饮食治疗是治疗糖尿病的基础，糖尿病患者固然不能像正常人那样无所顾忌地饮食，但也不是必须少吃或不吃。糖尿病患者要享受健康饮食是一件不容易的事，这需要掌握有关糖尿病饮食的知识。

1. 饮食治疗的意义

（1）维持健康，保持正常体重。

（2）减轻胰岛负担，防止或延缓心血管疾病等并发症的发生和发展。

2. 糖尿病饮食疗法的原则

糖尿病饮食疗法的原则是：在规定的热量范围内，达到营养平衡的饮食。为保证营养平衡，糖尿病患者应在规定热量范围内做到主食粗细搭配，副食荤素搭配，不挑食，不偏食。

3. 饮食治疗的方法

（1）计算标准体重

男性标准体重（kg）= 身高（cm）- 105（cm）

女性标准体重（kg）= 身高（cm）- 100（cm）

实际体重超过标准体重 10%以上为超重，

超过20%以上为肥胖；低于标准体重20%以上为消瘦。在标准体重上下10%之内为正常体重。

（2）计算每天需要的总热量

衡量每个人每天的营养够与不够，不是以饥、饱来决定，而是根据每天需要的总热量来计算。每一位糖尿病患者都应该知道自己每天需要的总热量。这种称重和计算，每人只需做一次。

可参考表2－1及表2－2，按自己的劳动强度和体型情况选出适合自己的每千克标准体重所需要的热量。

表2－1　成年糖尿病患者热量选择表

（单位：kcal/kg）

体型	卧床不起	轻体力劳动	中体力劳动	重体力劳动
消瘦	30	35	40	45～50
理想体重	20～25	30	35	40
肥胖	15～20	20～25	30	35

表 2-2 不同劳动强度对应的职业

劳动强度	职业
轻体力劳动	家务劳动者、案头工作者、售货员、司机、教师、医务人员、公务员等
中体力劳动	纺织工、机械工、一般农民等
重体力劳动	搬运工、装卸工、挖土工、手工收割工、插秧工等

每天需要的总热量 = 标准体重（kg）× 每千克标准体重所需要的热量（kcal/kg）。

儿童及青少年糖尿病患者的饮食治疗有其特殊性，总热量相对较高。计算方法是：每天需要的总热量 = 1000 + 年龄 ×（70～100）（kcal）。其中 70～100 是个变量，孩子年龄越小，热量数越高。

糖尿病妇女妊娠期也是一个较为特殊的时期，应该从孕妇和胎儿的健康出发，请营养师在妊娠期的不同阶段安排必需的膳食热量和膳食成分，直到分娩后以及哺乳期。

老年人体力活动明显减少、身体的基础代谢率也降低，所以 50 岁以后每增加 10 岁应减少膳食总热量的 10%来保持正常的体重。如果是肥胖者，应减少多一些才能达到理想体重。

（3）查找食品交换份

所谓的食品交换份，就是无论哪一类食品，都按产生 90 千卡热量为一个食品“份”来计算。

在表 2－3～表 2－6 中，可以查到经常食用的各类食品每交换份的重量。

表 2－3　等值谷薯类食物交换表

（主要营养成分：碳水化合物及膳食纤维，

每份食品热量：90 千卡）

食品	重量（g）	食品	重量（g）
大米、小米	25	油条、油饼	25

（续表）

食品	重量（g）	食品	重量（g）
高粱米、玉米碴	25	馒头、窝头、烙饼	35
面粉、米粉、玉米面	25	咸面包	35
莜麦面、燕麦片、混合面	25	生面条	35
干豆（绿豆、红豆、芸豆）	25	熟米饭	65
挂面、龙须面	25	马铃薯	100
苏打饼干	25	鲜玉米	200

表 2－4　等值蔬果类食物交换表

（主要营养成分：维生素、微量元素及膳食纤维，

每份食品热量：90 千卡）

食品	重量（g）	食品	重量（g）
白菜、菠菜、油菜	500	胡萝卜	200
莴笋、芹菜、茴香	500	山药、凉薯、藕	150

（续表）

食品	重量（g）	食品	重量（g）
西葫芦、冬瓜、苦瓜	500	马铃薯、芋头、百合	100
西红柿、黄瓜、茄子	500	毛豆、鲜豌豆	70
豆芽、鲜蘑、水发海带	500	苹果、梨	200
白萝卜、青椒、茭白	400	桔子、柚子、猕猴桃	200
倭瓜、菜花	350	草莓	300
扁豆、豇豆、蒜苗	250	西瓜（带皮）	500

表 2-5　等值肉蛋类食物交换表

（主要营养成分：蛋白质，每份食品热量：90 千卡）

食品	重量（g）	食品	重量（g）
肥肉	25	大豆	25
瘦肉、排骨肉、鸡肉	50	豆腐干	50

（续表）

食品	重量（g）	食品	重量（g）
酱牛肉	35	北豆腐	100
鸡蛋	60	南豆腐	150
鸡翅	70	豆浆（黄豆重量1份加水重量8份磨浆）	400
鱼、虾	85	牛奶	160
兔肉	100	奶粉	20
水发海参	350	无糖酸奶	130

表2－6　等值油脂类食物交换表

（主要营养成分：脂肪，每份食品热量：90千卡）

食品	重量（g）	食品	重量（g）
植物油	10	核桃仁、杏仁	15
黄油	10	葵瓜子（带壳）	25
花生米	15	西瓜子	36

（4）分配食品交换份

用前面计算出来的每天膳食总热量的千卡数除以每份食品 90 千卡热量，得出的就是提供膳食总热量的食品份数。这样，就把膳食总热量换算成了食品的份数。

（5）食品份的交换

既然每份食品都产生 90 千卡的热量，同类食品之间就可以互换，不同组食品之间也可以互换，这样就可以做到饮食多样化。但是，有的食品很多人喜欢吃，是因其碳水化合物含量比较高，但其产生热量较高，不宜进行食品交换，因而并不适合糖尿病患者。

（6）食品份的交换不能破坏营养素的均衡

例如有的患者为了多吃水果而减少主食量，这样可能减少了食物中蛋白质含量，而增加了糖的含量，会对血糖产生不利的影响。

（7）食物金字塔

可以遵循“食物金字塔”原则制定饮食计划，指导糖尿病患者的健康饮食。金字塔底部是每天的主食和蔬菜等，在每天的饮食结构中，占主要部分；中部是每天的副食，在饮食结构中占的比例较少；金字塔顶部是糖尿病患者应该尽量少吃的食物，如甜食、油脂等。

（8）分配主食

三餐的主食量为早餐 1/5，午餐 2/5，晚餐 2/5，或早中晚各 1/3。

（9）学会充饥的方法

可食用低热量、高容积、含碳水化合物的蔬菜，如黄瓜、西红柿、大白菜、油菜、圆白菜、冬瓜、南瓜、菜花、豆芽、莴笋等来缓解饥饿。

三十五、糖尿病的运动疗法

运动疗法与饮食疗法一样，是糖尿病基

本的治疗方法。使用运动疗法可节约人体所分泌的胰岛素，改善Ⅱ型糖尿病的胰岛素抵抗。

1. 运动对糖尿病患者的益处

（1）降低血糖。

（2）减少胰岛素用量。

（3）减轻体重。

（4）改善心、肺功能。

（5）防止骨质疏松。

（6）使患者心情舒畅，放松紧张情绪，陶冶情操。

2. 糖尿病患者的康复运动原则

运动治疗的目的是与饮食、胰岛素配合，使三者平衡，有效控制血糖，因此应遵循下列原则：

（1）定时运动：如每周3～5次，每次在早餐或晚餐后1小时开始。

（2）定量运动：如每次运动半小时或1

小时。

（3）贵在坚持，形成规律。

3. 制定合理的运动方案

运动不足是不少患者罹患糖尿病的原因之一。糖尿病一旦确诊，必须纠正以前沉溺于美食且懒于运动的生活习惯，这也不失为一个就此改变生活习惯的契机。

患者在下定决心开始运动后，应在医师的指导下设计一个合理的运动计划，如进行什么运动、要达到多大的运动量等。对不同病情的患者其运动方式需要有相应的控制，而有些患者可能还需禁止运动。

制定了运动计划后，患者可从轻量、短时的运动开始，循序渐进地进行运动治疗。

4. 糖尿病患者运动前的准备

（1）到医院进行一次全面系统的检查，包括血压、血糖、糖化血红蛋白、心电图、眼底、肾功能等，最好还包括心功能检查。

（2）与医生商讨、确定运动计划。

（3）选择合适的鞋和袜，特别注意密闭性和透气性。

（4）选择安全的运动场地，寻找运动伙伴，避免单独运动。

（5）携带处理低血糖的物品，如糖块、饼干等。

（6）携带糖尿病人急救卡片。

5．选择适合糖尿病患者的运动方式

（1）快走、散步是最常见的运动方式，尤其对年长者比较适合。

（2）与情趣相投的朋友一起打网球、羽毛球、篮球、乒乓球等。

（3）与家人一起打保龄球、门球。

（4）在清晨慢跑。

（5）跳舞或做健美操等。

（6）步行、慢跑、体操、自行车、游泳、爵士舞等可单人进行，且要适当调节运动强度。

（7）每次运动 30 分钟以上，在餐后血糖升高的 1～2 小时进行比较有效。

（8）单次运动的效果不能发挥持久的作用，所以每周要运动 3～5 次。

6. 运动步骤

（1）热身：5～10 分钟，如伸腰、踢腿、慢走等，提高心率，调整呼吸。

（2）运动：保持 20～30 分钟，使呼吸、心跳加快，保持心率为最大心率的 70%～80%。

（3）放松活动：运动即将结束时，不要突然终止，需进行 10 分钟左右的放松活动，逐渐停止运动。

7. 运动强度

（1）每周运动次数应维持在 3 次以上，但每个人每周的运动次数应固定。

（2）每次运动时间在 30 分钟到 1 小时之间，每个人的运动时间应固定。

（3）糖尿病患者可进行剧烈运动，但必须注意：剧烈运动低血糖风险更大；运动前要请医生给予指导；相应调整饮食和胰岛素使用剂量。

8．预防运动中出现低血糖

（1）运动时一定要随身携带甜点等食物以防低血糖的发生。

（2）随身携带糖尿病人急救卡片。

（3）运动前后监测血糖是一种良好的生活习惯。

（4）在餐后1小时开始运动，此时血糖浓度较高，因此不易发生低血糖。

（5）如果估计运动量较大或是有额外的运动，可适当减少使用胰岛素的剂量或增加进食量。

（6）胰岛素的注射部位不要选择大腿，因为运动能加快大腿部位胰岛素的吸收，最好选择吸收较稳定的腹部进行皮下注射。

（7）运动后的降血糖作用可以持续12小时以上。一旦运动形成规律后要适当调整饮食和胰岛素剂量，以期三者达到新的平衡。

（8）若出现低血糖需及时处理：运动中或运动后出现饥饿感、心慌、出冷汗、头晕及四肢无力等表现，提示可能出现低血糖，此时应立即停止运动，补充随身携带的甜点或食物，一般休息数分钟后低血糖可得到缓解。如10分钟后症状无明显好转，可再进食适量食物。如果症状严重，应让身边的人通知家人或送到医院治疗。

9．不适合运动的情况

（1）急性感染或出现酮症时。此时需要先处理感染和酮症。

（2）视网膜病变较重时，运动量过大容易引起眼底出血。

（3）严重肾病时，运动增加蛋白尿，加重肾病的发展。

（4）血糖波动较大、不容易控制时。因为运动会使血糖变化更加复杂。

（5）严重高血压和冠心病时，运动容易诱发心绞痛和脑出血。

三十六、糖尿病的常用食疗方

（一）药粥

（1）豆腐浆粥：粳米 50g，豆腐浆 500ml，食盐少许，先煮粳米，后加豆腐浆，煮至米开花即可，分早晚 2 次服用。此粥适用于糖尿病伴高血压、冠心病者，但患有糖尿病肾病或肾衰者不宜服用。

（2）绿豆粥：粳米 50g，绿豆 50g，共煮粥食用。绿豆有降血脂作用，适用于糖尿病伴高血压、冠心病者，但患有糖尿病肾病或肾衰者不宜服用。

（3）赤小豆鱼粥：赤小豆 50g，鲤鱼 1 尾，先煮鱼取汁，后加赤小豆煮烂。此粥适用于糖尿病水肿者。

（4）菠菜粥：菠菜 100～150g，粳米 50g，煮粥食用。此粥适用于糖尿病阴虚化热型。便溏腹泻者禁服。

（5）芹菜粥：新鲜芹菜 60～100g 切碎，粳米 100g，煮粥服用。此粥适用于糖尿病合并高血压者。

（6）木耳粥：银耳 5～10g（或黑木耳 30g），粳米 100g，大枣 3 枚。先浸泡银耳，将粳米、大枣煮熟后加银耳，煮粥食。此粥适用于糖尿病血管病变者。美国明尼苏达大学医学院汉穆希密特教授认为，常食木耳可以减少和预防心脏病的发作。木耳有破血作用，糖尿病孕妇慎用。

（7）萝卜粥：新鲜白萝卜适量，粳米 50g，煮粥服用。此粥适用于糖尿病痰气互结者。

（8）山药粥：生山药 60g，大米 60g，先煮米为粥，山药蒸熟做成糊，放入粥内食用。此粥适用于糖尿病脾肾气虚、腰酸乏力、便泄者。

（9）胡萝卜粥：新鲜胡萝卜 50g、粳米 100g，煮粥服用。此粥适用于糖尿病合并高血压者。药理研究发现：胡萝卜中的琥珀酸钾盐有降压作用。

（10）冬瓜鸭粥：冬瓜一个，光鸭一只，大米 200g，香菇 10 个，陈皮 3g。先将光鸭于油锅煎爆至香，用葱、姜调味，与其他材料一起煮烂，鸭肉捞起切片。食鸭服粥。此粥适用于糖尿病合并高血压者。

（11）槐花粥：干槐花 30g 或鲜品 50g，大米 50g，煮粥服用。此粥适用于糖尿病合并高血压、中风者。槐花可扩张冠状动脉，可防治动脉硬化，常服用有预防中风的作用。

（12）菊花粥：秋菊烘干研末，先以粳米 100g 煮粥，后调入菊花末 10g 稍煮沸即可服用。此粥适用于糖尿病视物昏花者。菊花清肝明目，临床用于防治高血压、冠心病、高脂血症。

（13）玉米粉粥：粳米50～100g，加水煮至米开花后，调入玉米粉30g（新鲜玉米粉），稍煮片刻即可服用。此粥适用于各种糖尿患者。玉米含蛋白质、脂肪、糖类、维生素和矿物质，玉米油是一种富含多不饱和脂肪酸的油脂，是一种胆固醇吸收抑制剂。

（14）荔枝粥：荔枝5～7个，粳米50g，加水适量煮粥服用。此粥适用于Ⅱ型糖尿病者。

（15）葛根粉粥：葛根粉30g，粳米50g，共煮粥服用。此粥适用于老年糖尿病人，或伴有高血压、冠心病者。葛根含黄酮类，具有解热、降血脂、降低血糖的作用。

（16）生地黄粥：鲜生地150g，洗净捣烂取汁，煮粳米50g为粥，再加入生地汁，稍煮服用。此粥适用于气阴两虚型糖尿病者。

(17) 杞子粥：枸杞子 15～20g，糯米 50g，煮粥服用。此粥适用于糖尿病肝肾阴虚者。

(18) 葫芦粥：陈葫芦粉 10g，粳米 50g，煮粥服用，适用于糖尿病水肿者。

(19) 天花粉粥：天花粉 30g，温水浸泡 2 小时，加水 200ml，煎至 100ml，入粳米 50g 煮粥服用。此粥适用于糖尿病口渴明显者，糖尿病孕妇禁用。

(20) 韭子粥：韭子 10g 炒熟，粳米 50g，煮粥服用，适用于糖尿病性阳痿患者。

(二) 菜肴药膳

(1) 蚌肉苦瓜汤：苦瓜 250g，蚌肉 100g，共煮汤，加油盐调味，熟后喝汤、吃苦瓜蚌肉，适用于轻型糖尿病。苦瓜可清热解毒，除烦止渴，动物实验表明苦瓜有明显降低血糖的作用。

（2）南瓜粉：南瓜烘干研粉，每次食用5g，每日3次，也可用鲜南瓜250g煮熟食用，既充饥又可降低血糖，对轻型糖尿病确有疗效。南瓜具有降血糖、降血脂的作用。

（3）洋葱：味淡性平，具有降低血糖的作用。

（4）玉米须煲瘦猪肉：玉米须30g，瘦猪肉100g，煮熟饮汤食肉，适用于一般糖尿病患者。

（5）枸杞子蒸鸡：枸杞子15g，母鸡1只，加料酒、姜、葱、调料，共煮熟，食枸杞子、鸡肉，饮汤，适用于糖尿病肾气虚弱者。

（6）苦瓜焖鸡翅：苦瓜250g，鸡翅1对，姜汁、黄酒、调料、植物油适量，先炒鸡翅，后入苦瓜、调料，熟后食肉饮汤。

（7）沙参玉竹煲老鸭：沙参30～50g，玉竹30g，老雄鸭1只，葱、姜、盐少许，焖煮熟后食肉，饮汤，适用于中老年糖尿病。

（8）清蒸茶鲫鱼：鲫鱼500g，绿茶20g左右，蒸熟，淡食鱼肉，适用于一般糖尿病患者。

（9）萝卜煲鲍鱼：干鲍鱼20g，鲜萝卜250g，加水煲熟，食肉、饮汤，适用于一般糖尿病患者。

（10）黄鳝：具有一定降糖作用。用黄鳝制做的药膳有参蒸鳝段、内金鳝鱼、烩鳝鱼丝、归参鱼鳝、翠皮爆鳝丝等，均可选用。

（11）清炖甲鱼：活甲鱼500g，葱、姜、笋片、料酒适量，炖熟饮汤，适用于老年糖尿病肾阴不足者。

（12）韭菜煮蛤蜊肉：韭菜250g，蛤蜊肉250g，料酒、姜、盐少许，煮熟后饮汤、食肉，适用于糖尿病肾阴不足者。

（13）玉米须炖龟：玉米须100g，乌龟1只，葱、盐、料酒适量，炖熟后食肉、饮汤，适用于一般糖尿病患者。

（14）玉米须炖蚌肉：玉米须 100g，蚌肉 150g，盐、葱、料酒适量。炖熟后食肉、饮汤，适用于一般糖尿病患者。

（15）田螺：具有一定降血糖作用，大田螺 10～20 个，盐、姜、葱少许，煮熟后食螺、饮汤。

（16）鳕鱼：鳕鱼胰腺含有丰富的胰岛素，可炖食，适用于各型糖尿病患者。

（17）蚕蛹：洗净后用植物油炒，或煎成汤剂，适用于各型糖尿病患者。

（18）海参：洗净、炒食，可用于各型糖尿病。

（19）鲜蘑炒豌豆：鲜口蘑 100g，鲜豌豆 150g，植物油、盐少许一起炒熟，适用于各型糖尿病患者。

其他菜品，如素炒豌豆、素炒豆芽菜、素炒冬瓜、素炒菠菜、炒绿豆芽、香干丝炒芹菜、冬菇烧白菜等均适宜糖尿病患者食用。

（三）汤类、饮料

（1）冬瓜瓤汤：冬瓜瓤（干品）30g，水煎代茶饮。

（2）葫芦汤：鲜葫芦 60g，或干品 30g，水煎饮汤，适用于糖尿病皮肤疖肿。

（3）赤小豆冬瓜汤：赤小豆、冬瓜适量煎汤，适用于糖尿病皮肤疖肿。

（4）糯米桑皮汤：爆糯米花 30g，桑白皮 30g，水煎服，适用于糖尿病口渴多饮者。

（5）菠菜银耳汤：鲜菠菜根 150～200g，银耳 20g，饮汤食银耳，适用于糖尿病大便秘结者。

（6）兔肉汤：兔 1 只，盐及调料适量，煮熟后食肉、饮汤。

（7）鸽肉银耳汤：白鸽半只，银耳 15g，煮熟后食肉、饮汤，适用于各型糖尿病。

（8）鸽肉山药玉竹汤：白鸽 1 只，山药

30g，玉竹20g，共煮熟后食肉、饮汤，适用于阴虚型糖尿病。

（9）猪胰汤：猪胰1个，黄芪60g，山药120g，水煎汤，食猪胰，饮汤。或猪胰子焙干研末，每次服用6～9g，每日3次。此方适用于各型糖尿病。

（10）双耳汤：白木耳、黑木耳各10g，冰糖少许，白木耳、黑木耳洗净加清水蒸至木耳熟烂，食木耳、饮汤，适用于糖尿病眼底出血者。

（11）菊槐绿茶饮：菊花、槐花、绿茶各3g，沸水冲泡饮用，适用于糖尿病伴高血压者。

（12）苦瓜茶饮：鲜苦瓜1个，绿茶适量，温水冲泡，适用于轻型糖尿病。

（13）消渴茶：麦冬、玉竹各15g，黄芪、通草各100g，茯苓、干姜、葛根、桑白皮各50g，牛蒡根150g，干生地、枸杞根、银花藤、薏苡仁各30g，菝葜24g，共研末制成药饼，每个15g，放火上令香熟勿焦，研末代茶饮。

（14）地骨皮露：地骨皮300g，研为细末，用蒸馏方法成露1500g，每服60g，每日2次。

（15）消渴速溶饮：鲜冬瓜皮和西瓜皮各1000g，白糖适量，瓜蒌根250g。瓜皮切薄片，瓜蒌根捣碎水泡，放锅内加适量水煮1小时，捞去渣后再以小火继续煎煮浓缩，至稠黏停火，待温，加白糖，把煎液吸净、拌匀、晒干、压碎，每次10g，以沸水冲化，频饮代茶。适用于各型糖尿病。

（16）消渴茶：鲜柿叶适量洗净，煎水代茶饮。

（17）白萝卜汁：白萝卜1000g，洗净捣烂，纱布包绞汁，每次服用50ml，每日3次。

（18）鲜李汁：鲜熟李子适量，切碎绞

汁，每次 1 汤匙，每日 3 次。

（19）乌梅茶：乌梅 15g，沸水冲泡代茶饮。

（20）黄精枸杞茶：黄精 15g，枸杞 10g，绿茶 3g，温开水冲泡代茶饮。

（21）鲜生地露：鲜生地 500g，切成小块，制露 1000g，每服 100g，具有滋肾养阴、生津止渴的作用。

（22）麦冬茶：麦冬、党参、北沙参、玉竹、花粉各 9g，乌梅、知母、甘草各 6g，共研为细末，每服 1 剂，白开水冲服，代茶饮。

（23）生津茶：青果 5 个，金石斛、甘菊、竹茹各 6g，麦冬、桑叶各 6g，鲜藕 10 片，黄梨（去皮）2 个，荸荠（去皮）5 个，鲜芦根 2 支（切碎），上药共为粗末，每日 1 剂，水煎代茶饮。

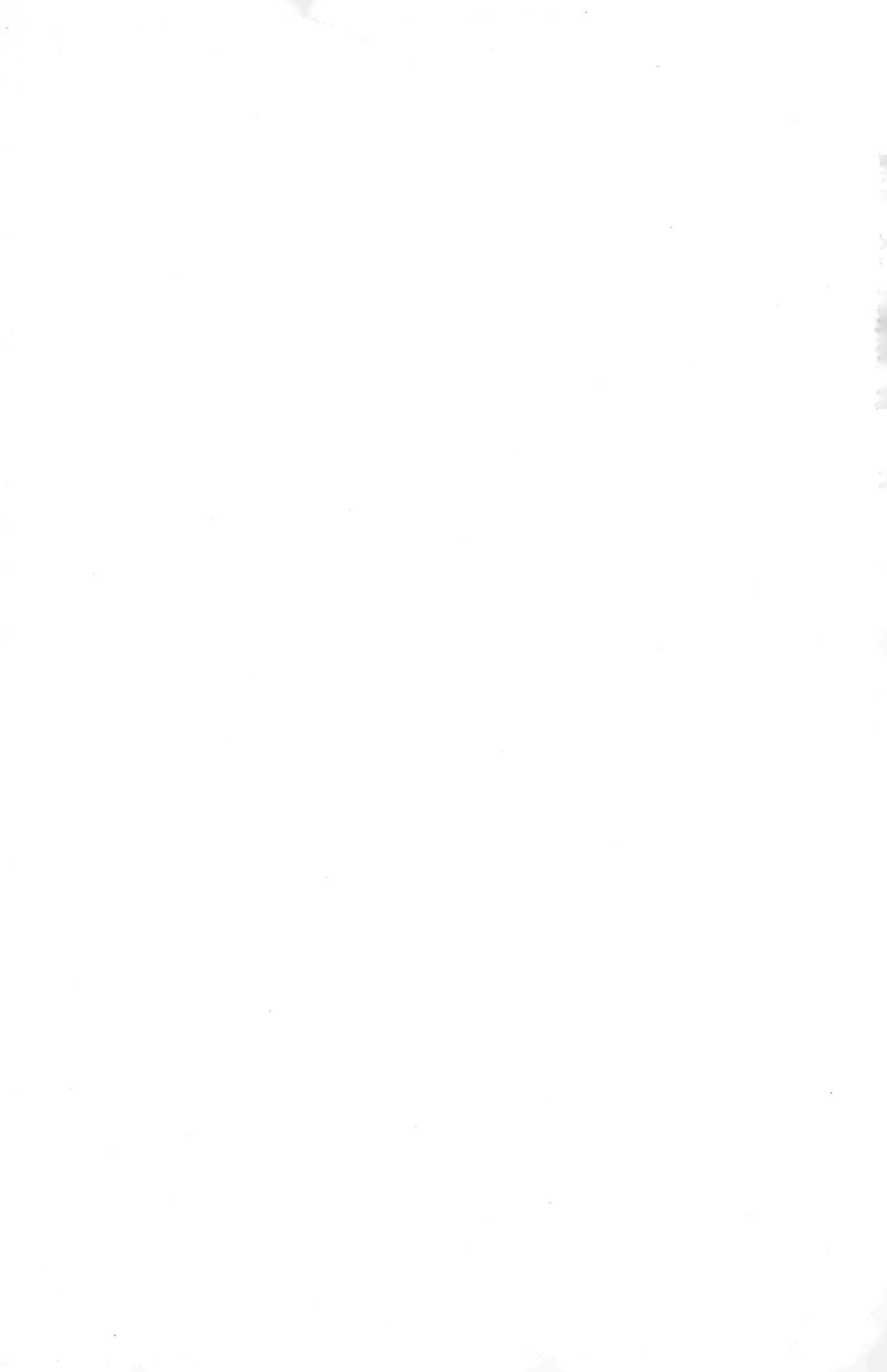